夫婦で学べる！
認知症、寝たきりを防ぐ
奇跡の「腸」整体法

中山建三・著

夫婦で学べる！　認知症、寝たきりを防ぐ奇跡の「腸」整体法・目次

序章　「認知症・寝たきり大国」ニッポン

超高齢化社会が進行しつつある日本。

すでに65歳以上の高齢者は国民全員の４人に１人になっており、20年後には３人に１人にまで達すると試算されています。後期高齢者といわれる75歳以上もすでに総人口の１割以上。その高齢化っぷりは、世界でも例を見ないほどのすさまじい速度です。

もちろん、お年寄りが長生きして、ずっと健康を維持しているのなら、いいでしょう。いつまでも元気で、次の時代を担う人たちに自分たちが経験で得た知識や技能を伝達していけるのなら、高齢化はそう深刻な社会問題とはなりません。

しかし、現実はどうでしょう。

日本の「平均寿命」は平成22年の厚生労働省調べでは男性79・５５歳、女性86・３０歳。一方、「健康寿命（介護を必要とせず、自立して日常生活に不自由のない期間）」は、男性70・４２歳、女性73・６２歳。

つまり、生きてはいるが健康とはいえない期間の平均が、男性で9・１３年、女性で12・・６８年もあるわけです。

今、政府や地方自治体も医療費や介護費用を減らす意味もあって、「健康寿命」を伸ばし、「平均寿命」との期間の差を短縮しようとやっきになっています。メタボ検診を行って生活習慣病を予防しようとしたり、減塩運動で高血圧を減らそうとしたり。とはいえ、国民ひとりひとりが「健康寿命」を伸ばす努力をしなくては、どうにもなりません。

では、「健康長寿」のための大きな障害といえば何でしょうか？

「認知症」と「寝たきり」人口の増加です。

厚生労働省は、平成24年時点で、認知症の高齢者は推定462万人という調査結果を発表しました。これは65歳以上の高齢者の約15％にあたる数字です。昭和60年の調査では6・3％だったので、何と比率は2倍以上です。

また、日常生活は送れるものの、認知機能は低下している「認知症予備軍」も400万人いて、そのうちの半数は、放置すれば認知症に進んでいく可能性がある、ともいっています。

確かに、たとえば戦前の頃なら、認知症になる人もあまりいませんでした。しかしそれは多くが、寿命も短く、認知症が発症する前に死んでいたからに過ぎません。

医療が発達し、多くの人たちが長生きできるようになった現在、誰もがやがては認知症になってしまう危険を持っているのです。

「寝たきり」については。明確な定義はありません。一応、病気やケガなどが原因で寝たままの状態が続き、日常生活全般に渡って介護が必要な状態をあらわします。

あくまでも推計ですが、厚生労働省によれば、平成22年の段階で、寝たきりの人がほぼ170万人。平成37年には230万人に達するだろうとみられています。さらに、日常的に介護が必要な方まで含めれば520万人まで膨らんでいく、との試算もあります。

驚きですね。今から10年後の日本は、もはや右を向いても左を見ても認知症と寝たきりの人たちだらけになってしまいそうな勢いです。

どうにかしなくては、国の予算が破綻してしまうだけではありません。在宅介護をしていたら家族は介護疲れで倒れてしまうでしょうし、施設に入れようとしても空きはなかなかなく、設備の整った施設ならば経費は異常に高い。家族の経済的負担は、どんどん大きくなっていきます。

認知症・寝たきり人口の減少は、いまや、みんなが、国をあげて取り組まなくてはいけない緊急課題です。

そこで私は、あえて一つの解決策を提案したいと思います。

私の持っている「腸」整体法を、ぜひ皆さんに習得していただきたい。そしてできれば、ご主人と奥さん、つまりご夫婦で互いにそれを施術し合って欲しい。もしすでに配偶者を亡くされた方ならお子さんでもいい、独身の方なら親友やご兄弟や、最も信頼しあえるパートナーと行って欲しい。

そうすれば、体だけでなく、心までもほぐされていき、これほど人の心身に効く認知症・寝たきり予防法はありません。いや、体の方以上に、心に効くというのが大切なのです。

少しでも多くの方が「腸」整体法を習得して、日常生活の中でご利用いただければと思います。

第一章　「腸」整体法っていったい何？

腸は体の情報ステーション

「腸」整体法が、なぜ認知症や寝たきり予防に効果があるか、を語る前に、まず「腸」整体法がどんなものか？　他の整体法とはどこがどう違うのかをご説明しておきましょう。

実は私が腸に注目するようになったのは、30年以上前。とはいっても、すでに整体師としての経験は10年あまりたっていましたが。

たくさんの患者さんを施術した結果、体にトラブルを抱えている患者さんのお腹を触ると、例外なく、何らかの異常があったんですね。非常に硬くなっていたり、とても冷たかったり。

お腹のトラブルだけではありません。腰痛でも、肩こりでも、頭痛でお困りの人でさえ、そうだったんです。

そこで、硬くなったお腹のこりをほぐし、筋肉をリラックスさせると、不思議なことに、腰でも頭でも、からだのあちこちに出てきた痛みが、スーッと引いていったんです。

なぜそうなんだろう？　と疑問に思って調べていくうちに、お腹、ことに腸が、体全体のバランスをとるための情報がみんな集まった、情報ステーションのようなところであるのがわかってきました。

腸は、栄養を取り入れる消化・吸収の働きをすると同時に、外から来る有害な病原菌などを撃退する免疫機能が備わっているのですね。腸管には、全身の約7割の免疫細胞が集結しているのだとか。つまり、人間が健康でいるためにとても大事な自然治癒力は、主に腸を中心としたお腹で生まれるのです。

病気を治すのも、痛みを和らげるのもお腹次第、なんですね。

たとえば腰痛で苦しむ患者さんがいるとして、整体なら、普通は最初に脊椎や腰骨に触れて、歪みを治そうとしますね。ところが、中には脊椎の歪みが、それを支える筋肉にも影響を与えて、背筋の緊張が腹筋にまで及んでいることがある。それで腹部を入念にほぐすと、腰痛もよくなってしまったりするのです。

多くの人たちのお腹に触れるうち、私はその硬さや温度、コリの状態などによって、お腹のどこに異常があると、体のどこに痛みやトラブルが出るかもだいたいわかってきました。体の歪みがお腹に集約されている、とでもいいましょうか。

「腸」整体法のすべては実践から生まれた

本当に不思議なものなのです。

整体師として患者さんを施術するようになってある程度の時間がたつと、体の異常を訴える方には、必ずお腹に冷えや張り、コリなどがあるのがわかる。

皆さんも、ご自身で触ってみてもわかるんじゃないでしょうか。どうも体調がよくないな、と感じた時はだいたいお腹のどこかが張っていたり、コリがあったりします。

ところが、この自明のことが、多く出ている整体関係の本では書かれていません。なぜ、体の不調がお腹につながっているのか、誰も理由を教えてくれないのです。

そこで私なりに仮説を立ててもみました。肩こりも腰痛も、多くは筋肉が緊張し続けて、血行が悪くなるところから引き起こされます。あるいは、その緊張がお腹の筋肉にも伝わってお腹が張ってくるのではないか？　血行の悪さがお腹にも伝わって「冷え」が生じるのではないか？

すべてのトラブルに通じる腹部のアプローチポイント

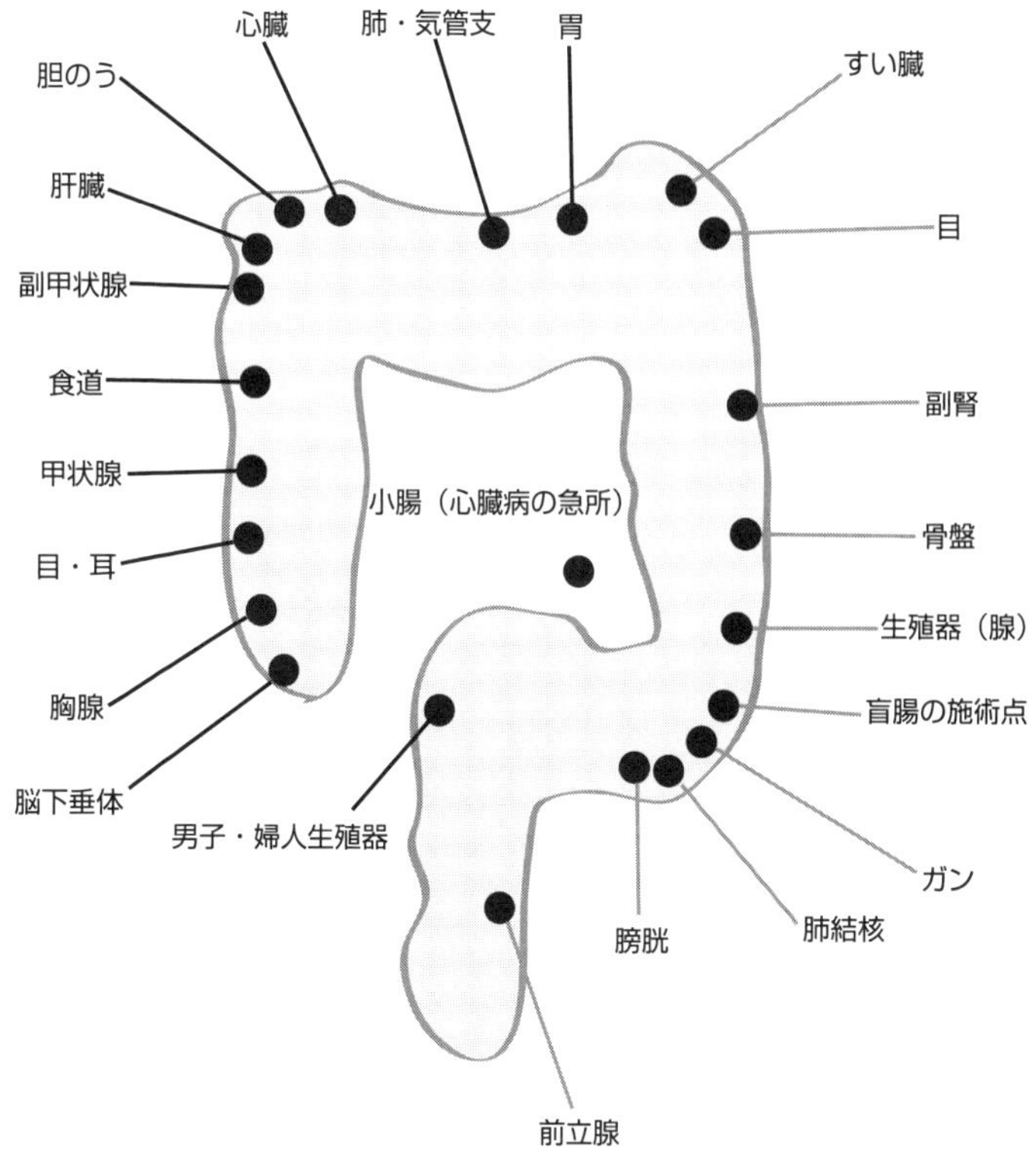

そのお腹の緊張をほぐせば、体全体の血流が改善されて、腰痛、肩こりだけでなく、体全体に出来ている「シコリ」がうまく緩和されていくのではないか？　ていねいにお腹の筋肉をゆるめ、硬くなっているコリをほぐしたり、血流をよくして温めると、だいたいどの症状もやわらいでいくのです。

最初に明快な理論はありませんでしたが、腸についてのさまざまな本を読んでいるうちに、お腹の重要性もわかるようになっていきました。

こうして健康になるもとは腹部、特に腸にあるのを確信して、どこよりもまずお腹の筋肉をゆるめ、リラックスさせる施術を行うようになったのです。

まずはお腹、そして骨や他の部分の筋肉の状態を整えていくと、私自身も最初にやっていたような、いわゆる通常の整体法よりも体のバランスもよくなり、ときに「奇跡ではないか」と思うくらいに症状が改善されることもありました。

それで、自分なりの経験の積み重ねによって、「腸」整体法が出来上がっていきました。

現代人は「宝の持ち腐れ」

もちろん、私は医者ではありません。ですから「腸」整体法を使って病気を「治す」とは考えていません。そうではなく、人間みんなが持っている「治す力」を引き出すのが私たちの役目なのです。

人体には、もともと体調が崩れた時に、自らそれを治してバランスをとろうとする「自然治癒力」が備わっています。しかし、現代人はともすればその力を忘れて、病気になると、まず病院で治療を受けるなり、薬に頼ったりするようになってしまいました。

せっかく自分が宝を持っているのに使おうとしない「宝の持ち腐れ」です。

一方で、頼られるお医者さんや薬の方は、果たして万能なのでしょうか？

たとえば検査をしたら、数値は特に問題ない。でも、体がだるかったり、なかなか眠れなかったり、体のあちこちに痛みがあったり、そういう症状が出るのはよくありますね。その場合、もしも患者さんが中高年の方なら「加齢でしょ」といわれるかもしれないし、「働きすぎてしょう。じっくり休めばなおりますよ」といわれるかもしれません。

医学、ことにヨーロッパで発達した西洋医学の考え方では、数値に出なければ、まだ病気ではないのだから治療する必要はない、とするのが普通です。東洋医学ではこれを「未病」と呼んで治療もしますが、現代の日本では「医者」といったら、ほとんどが西洋医学を勉強してきた人たちなので、「未病」は管轄外です。

ところが、世の中には、その「未病」でお困りの方がとても多いのです。

また、西洋医学は、臓器移植を成功させ、iPS細胞を開発するなどの華々しい進歩を遂げている一方で、花粉症、アレルギーなどの病気についてもほぼ無力です。

なぜなのか？　おそらく、もともと西洋医学には、どこか「自然治癒力」を少し軽くみる特徴があったのではないでしょうか。

数値を見て、血糖値が上がれば降下薬を処方し、発作が起きたら注射を打ち、かゆければ患部に薬を塗る。頭が痛ければ頭を、腰が痛ければ腰を、と、表面に出た症状について、ほぼその部分だけを治療するのが西洋医学です。その結果、悪くなった臓器は捨てて、他人のものや人工のものに替えてしまう、というところまで行き着きました。

それはまるで、故障したら部品を交換するような発想であり、確かにこのやり方で多くの人は救われてきましたが、薬や手術などへの依存が高まるのに反し、自然治癒力は、置き去りにされてきた感はあります。

花粉症だからといって、目や鼻を治療しただけで根本的な治療にはならないし、アトピー性皮膚炎も患部に塗り薬を塗っても問題は解決しません。「未病」も、ムリして薬を飲んで症状をよくしようとしても、かえって肝臓などに負担を強いたりもします。

持ち腐れになっている自然治癒力という宝を、もっと生かせないかと、私は考えたのです。

「腸」整体は体質改善を促進し、「奇跡」も起きる

どうも、結果的には、私の編み出した「腸」整体法は、西洋医学より東洋医学の考え方に近いようです。

つまりは、病気そのものを叩くのではなく、病気になる「体質」を改善しようとするからです。しかも、ただやみくもによくしていこうではなく、まず体の「根っこ」ともいうべき腸の体質改善を重点的にやっていって、それを全身に行き渡らせようとしています。

「人の体の根っこは腸」と説く「考根論」という考え方は、実は、私もよく知る長崎・西諫早病院の東洋医学センター長・田中保郎先生からうかがいました。

仮に、家の庭で咲く花が病気になったとしたら、西洋医学的な考えでいけば、その花に対してリン酸や亜鉛を与えたりして、一生懸命に花自体を治そうとします。

一方で東洋医学なら、花よりも、それを支えている根っこに注目します。栄養分や水分を吸収する根っこがしっかりしていれば、花は枯れても、また新しい花を咲かせられます。だからこそ、土壌を変えてみたり、水分調節をしたり、治療は根っこに向かいます。時間はかかりますが、根が丈夫なら、花だけでなく、茎も葉もみんな丈夫になります。

田中先生は、この植物の根っこにあたるのが、人の体では「腸」なのだ、と言うのです。栄養分や水分を吸収し、体全体に行き渡らせている腸こそが、その人の体質を改善するための最大のキーポイントだ、と。

「考根論」では、従って、「根っこ」にあたる腸をまず整え、心身の健康を作ると説かれています。そしてその理論に沿って、田中先生は、患者さんのお腹を触ってチェックする「腹診」によって症状を診ます。その上で、ムリに治そうではなく、出来るだけ自然治癒力が高まるように考えつつ漢方薬を処方します。

私も、腸を整えて自然治癒力をアップさせよう、とする狙いは同じです。ただ、漢方薬ではなく、私の手で、それをしているのです。

10年くらい前だったでしょうか。50代の女性でしたが、胸のシコリに苦しみ、医学的治療も受けつつ、せめて痛みがわずかでもおさまれば、と私のところにたずねてきました。

すると、ほんの数十分の施術の間に、悩んでいたシコリが明らかに小さくなっていたのです。「奇跡」といってもいい。人の体に、これほどの自然治癒力が備わっているのが大きな驚きだったとともに、私の「腸」整体法が、そこまでの力を引き出せたのがとても嬉しかった。

治したのは私ではなく、その女性自身が体内に持つ力です。ただ、私にはそれを手助けできる技術があったのです。

副交感神経を優位にする「腸」整体法

みんなが「脳」の問題として捉えている心のトラブルだって、お腹をリラックスさせることで改善されるのも、やがてわかっていきました。

なぜ現代人が「うつ」や「パニック障害」などの心の病で苦しむのかといえば、原因の多くはストレスです。仕事や家庭や、そこで生じる人間関係や、金銭や、男女間のゴタゴタや、様々なものがストレスとなっていきます。おかげで、自律神経までがおかしくなってしまう。

その自律神経とは、全身の血管や内臓の働きを調節し、あわせて心のバランスまでも整えている神経です。通常、活発に動き回っている時に働く交感神経と、休息時に働き、心身を和ませてくれる副交感神経が、うまく調和されて心身の健康が保たれています。

しかしストレスがたまって、気が休まらないと、どうしても交感神経の方ばかりが

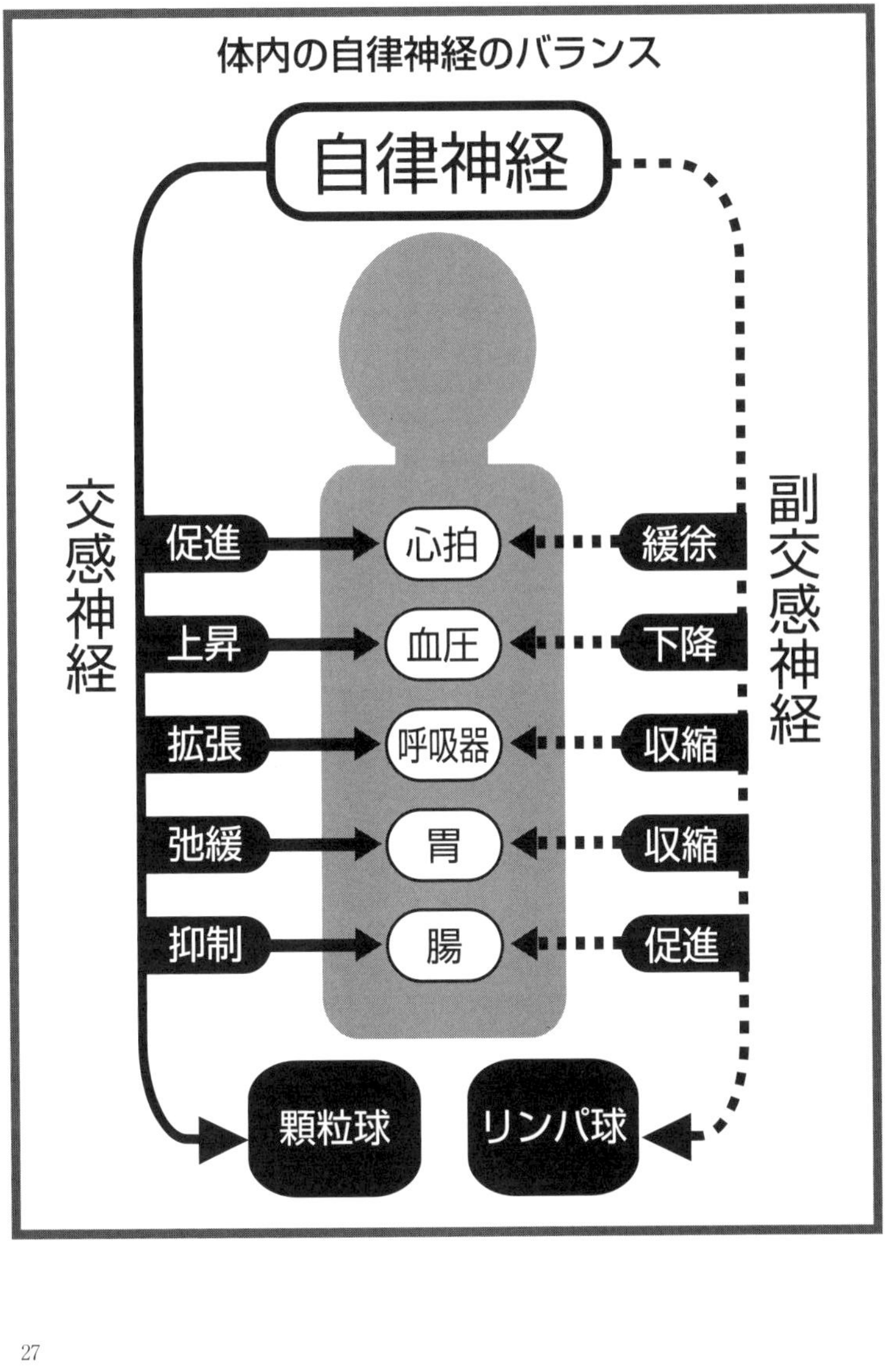
体内の自律神経のバランス
自律神経
交感神経
副交感神経
促進
心拍
緩徐
上昇
血圧
下降
拡張
呼吸器
収縮
弛緩
胃
収縮
抑制
腸
促進
顆粒球
リンパ球

優位になって、緊張した状態が続いてしまいます。

交感神経が優位になると、特にお腹を縦に走る腹直筋が硬くなっていきます。血管もギュッと縮小して、血行が悪くなり、ひざ、腰、肩、頭、胃などと、様々な痛みの原因となります。腸や腸内細菌の働きも鈍りますから、お腹が冷えた上に、腸がその多くを作って脳に送っているといわれる神経伝達物質・セロトニンも欠乏していきます。

このセロトニンとは、人間に「生きがい」や「やすらぎ」の気持ちを与えてくれるとても大切な物質で、足りなくなると「うつ病」をはじめとして、心の病を生み出すものなのです。

よく「癒し」という言葉が使われますが、つまり現代人には、交感神経を鎮めて、副交感神経を優位にする行為がとても重要なのです。でなくては、セロトニンの生成もスムーズにはいきません。

「腸」整体法で腹直筋の緊張をゆるめれば、血行もよくなって心身がリラックスし、副交感神経が活性化されるのです。

薬では解決できない「心の病」も「腸」整体法で

今、数多くの患者さんがいて社会問題になっている「うつ病」も、精神科の病院にいけば、まず「抗うつ薬」を処方されるでしょう。この抗うつ薬も、一般的なものは、セロトニンの欠乏を防いで、副交感神経の働きを高めてくれる効能があります。

もちろん、この薬によって、症状がよくなった、あるいは完治した人も少なくないでしょう。

ただ、多くの病院が、「うつ病」と診断したら機械的に抗うつ薬を処方するようになってしまったのは果たしてどうなのか？　と私は思います。

人の体質は、個人個人がみな違います。抗うつ薬が合わない人もいるでしょうし、吐き気などの副作用に悩まされる人もいます。

抗がん剤は、がん細胞も殺すが、他の健康な細胞も殺すとされています。抗うつ薬もまた、効き目を強くしようとすれば、必ずデメリットも出てきます。

不眠で悩む皆さんが飲む催眠薬も、万能のものではありません。

薬の種類はたくさんあるにせよ、基本的には脳の中の覚醒中枢の働きを人工的に弱めて、強制的に脳の一部を休ませてしまうのです。常用すれば、やがて耐性ができてしまい、次第に効果が弱くなっていきます。それで飲む量を増やしたり、もっと強い薬に変えたりするわけですが、やがては依存症になってしまう危険すらあります。

最終的な解決法は体質改善しかありません。無理に薬で症状を抑えても、根本的な解決にはならないのです。

脳の働きを抑えて強引に休ませているだけの睡眠薬は、一時的には効果があっても、腸の働きをも抑制する作用があります。そこで、腸の動きを活性化させるための薬を付け、また睡眠薬の量も増やし、などとやっていったら、薬ばかり増えて、腸はそれを消化吸収するために疲れきってしまいます。

その点、「腸」整体法のリラックス効果は、副作用などは一切ありません。外から、病気を叩き潰そうというのではなく、体の中から自然に治す力がわきあがってくるからです。

有名なイソップ寓話の『北風と太陽』のようなものです。「どちらが旅人の服を脱がせるか」で競い合った北風と太陽。まず北風は、強引に服を剥ぎ取ろうと一生懸命に風を起こした一方で、太陽は、旅人にただ燦燦と日光を浴びせました。結局、旅人は北風の時には必死で上着を押さえて脱がず、太陽の時には暑さのために旅人自身が服を脱いでしまい、勝負は太陽の勝ちになった、という話です。

私は抗うつ薬や睡眠薬は北風であり、「腸」整体法は太陽だと考えています。強引に結果を出そうとするのではなく、自然にそうなっていくように仕向けていくのが大事なのです。

現に、不眠で悩み、睡眠薬を常用する患者さんの中にも、施術の最中に眠ってしまう例も少なくありません。腸がほぐれて温まり、心身がリラックスして自律神経のバランスも整えば、人間の心と体も自然にほぐれていくものなのです。

「腸」整体法は、手のひらを使い、まるで「さする」ように

実際に「腸」整体法の施術の仕方についても、簡単にご紹介しておきましょう。

整体と聞くと、多くの皆さんは「背骨をボキボキ鳴らしたりして体の矯正をするもの」というイメージが強烈にあるでしょう。確かに、そういうやり方もあります。そ

のやり方が間違っているわけでもありません。

歪んだ背骨を正して、圧迫されていた神経や血管などを正常に戻し、血行をスムーズにして体全体をリフレッシュする。これもまた自然治癒力を高めるのにつながります。

ただ、腸を中心としたお腹の施術をメインとした「腸」整体法では、そこまで体を強く圧迫したりはしません。若い方ならともかく、中高年の方がハードな施術を受ければ、やはり体に余分な負担を強いることになります。マッサージ、指圧のように、指の圧力で揉みほぐすこともありませんから、「揉み返し」もありません。

ほぼ、手のひらを使って「さする」感じなのです。

「手当て」という言葉がありますね。昔、手のひらを患者の患部に当てて、ケガや病気を治療したところから、やがては治療全体をさすようになっていきました。

もとになった、手のひらを当てての治療は、科学的にも認知されています。人間の体からは微量の電磁波が放電されており、手のひら部分は、特にその密度が高いらしいのです。中国の「気功」も、そのエネルギーを利用しています。

「ハンドパワーか」と大げさに考える必要はありません。転んで膝小僧をすりむいて

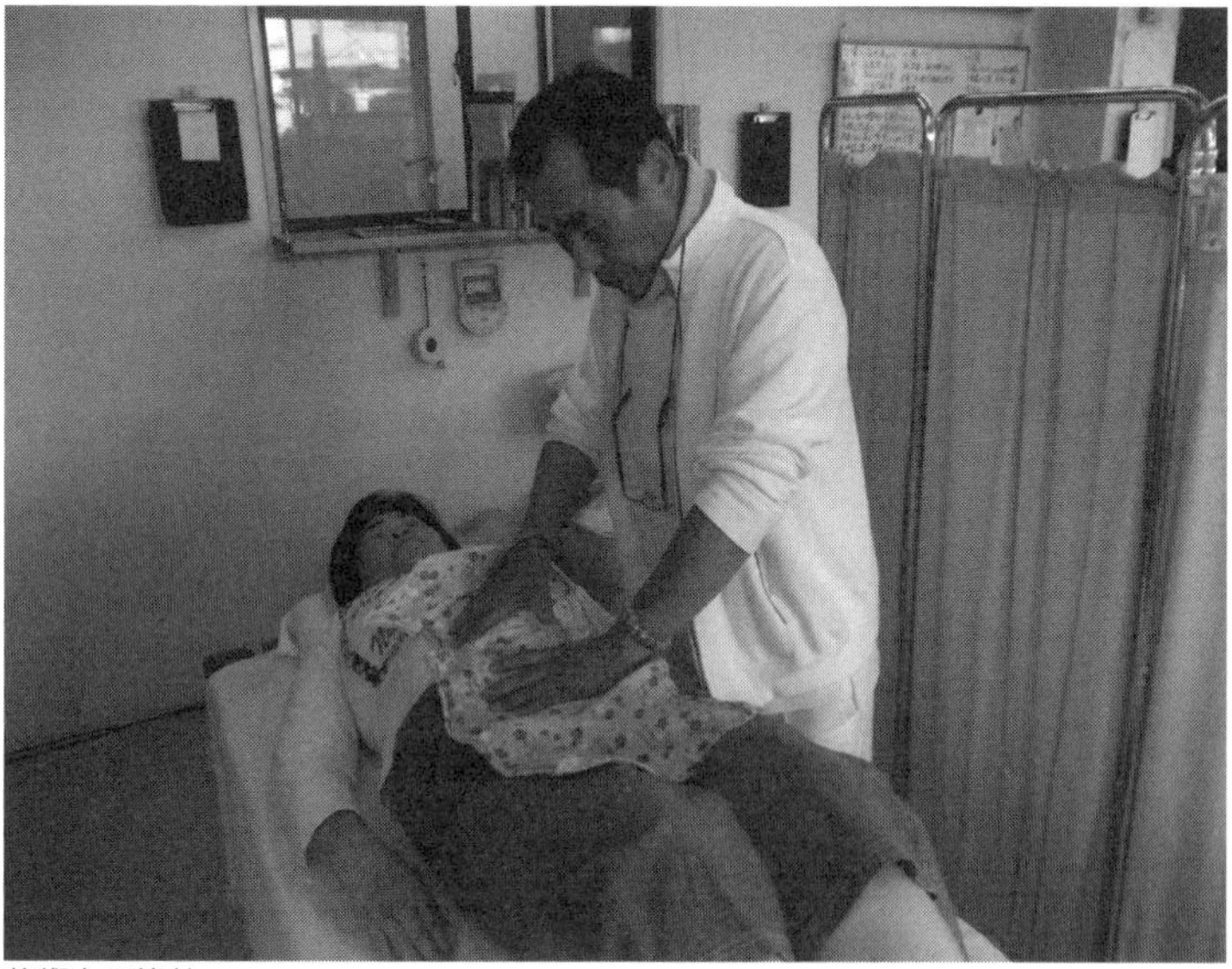
施術中の著者。

泣いている子供に、母親が「痛くないよ」と念じながら膝に手を当ててあげれば、子供の痛みも薄らいできますね。

これが「手当て」の原型です。「腸」整体術は、そんな手のひらエネルギーを使いながら、まずお腹の筋肉をゆるめていきます。

まずお腹をやさしくもみほぐして、腹部のコリや張りをとる。そうして腸の働きを活性化して体全体がリフレッシュできるようにする。

ここが、他の整体術とは違う、

「腸」整体法の特徴なのです。

施術は「お腹」に始まり「お腹」に終わる

基本的な手順は、まずお腹です。揉むというよりも、手を広げて押す形でお腹全体を押さえていきます。さらに手の位置を少しずつずらしながら、船をこぐようにお腹全体を揺すりつつ、ほぐしていきます。

この際、どこに張りやコリ、冷えなどがあるかを確認して、その部位はことに入念にほぐします。

一通りお腹をほぐせば、血流もよくなって、体全体も温まっていきます。脳には大量のアルファー波が出て、リラックスした患者さんが眠ってしまったりもしますし、副交感神経が優位になって、体全体のバランスも整っていきます。

そんな最初のお腹の施術だけで、しばしば20~30分かけるケースもあります。要するに、ここが「腸」整体法の最大のポイントですね。

その上で、仰向け、横向き、うつ伏せになっていただき、下半身や腰、肩から首、背骨といったかたちで、施術を全身に広げていきます。手のひらで、ソフトにさすっていくのは変わりありません。

また、その合間にも、何度もお腹に戻っていき、最初に張りや冷えなどがあった箇所を改めてほぐしていったりもします。

こうしてお腹を中心に体の各部分をほぐすうちに、悩んでいた症状が和らいでいくのです。

あくまでメインは腹部。「腸」整体法は「お腹」に始まり、「お腹」に終わります。それともう一つ。すべての施術の始まりと終わりに、患者さんとともに合掌して、軽く目を閉じて深呼吸するのも「腸」整体法の特徴です。ここで施術者と患者の双方の心を一つにする、との証なのですね。双方の間に強い感謝の気持ちと信頼関係がなければ決して患者さんは身も心もリラックスはできませんし、患者さんの体の中にある「治す力」も引き出せません。

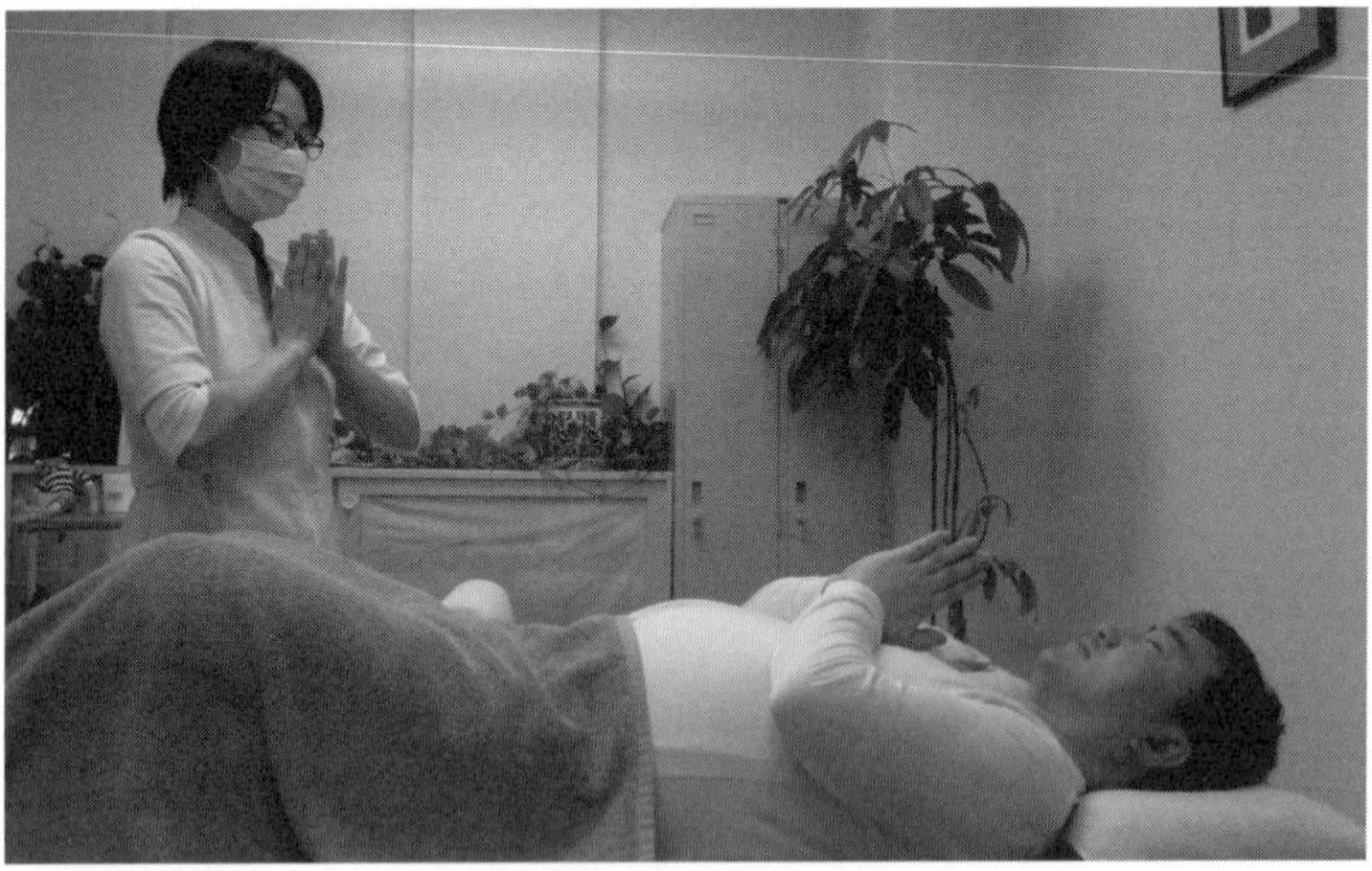

①まずは合掌です。これは深呼吸によって施術側と受け手との呼吸を合わせます。

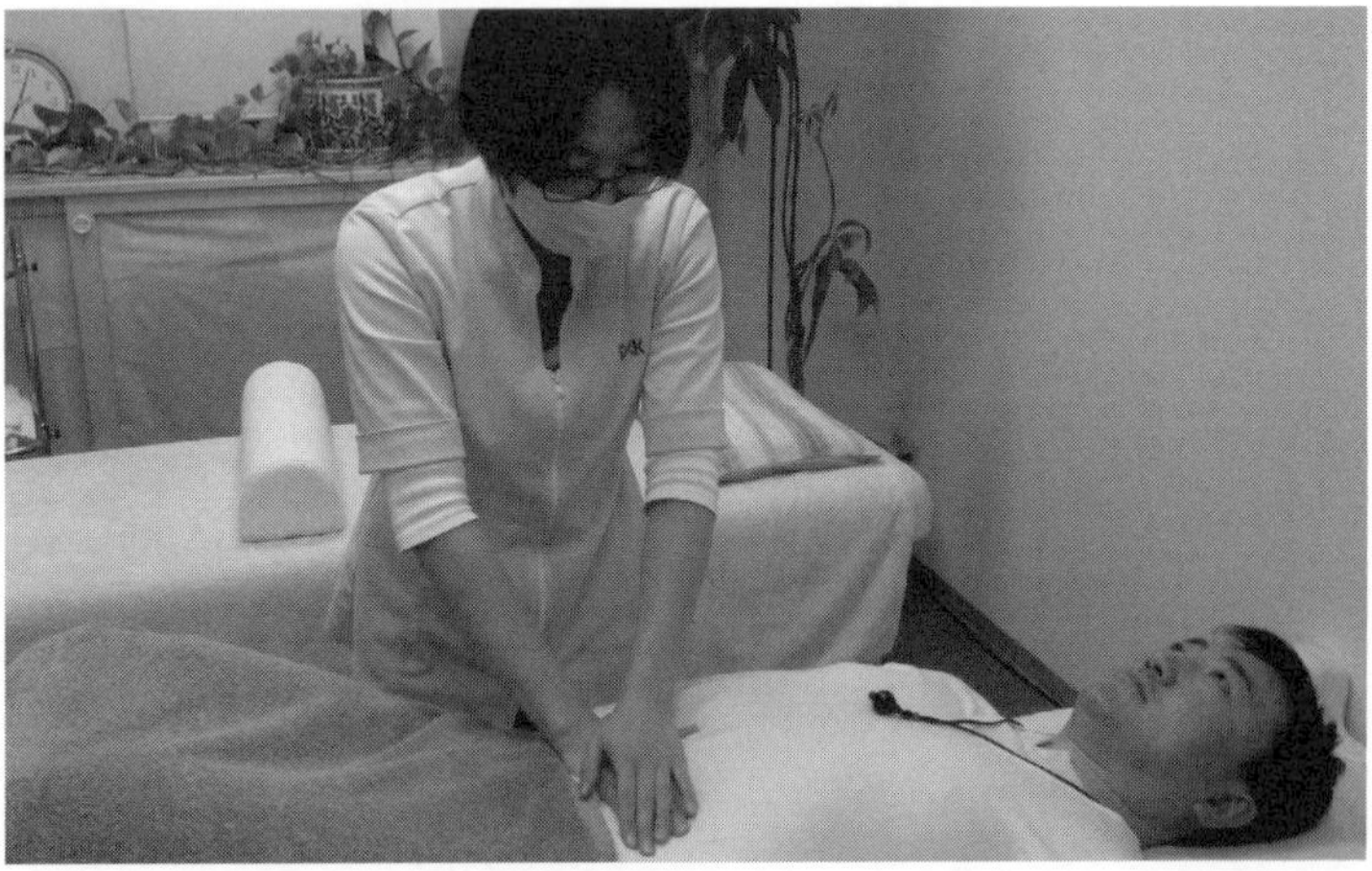

②腹部へのアプローチ。「腸」整体法では最も入念に、長時間行います。

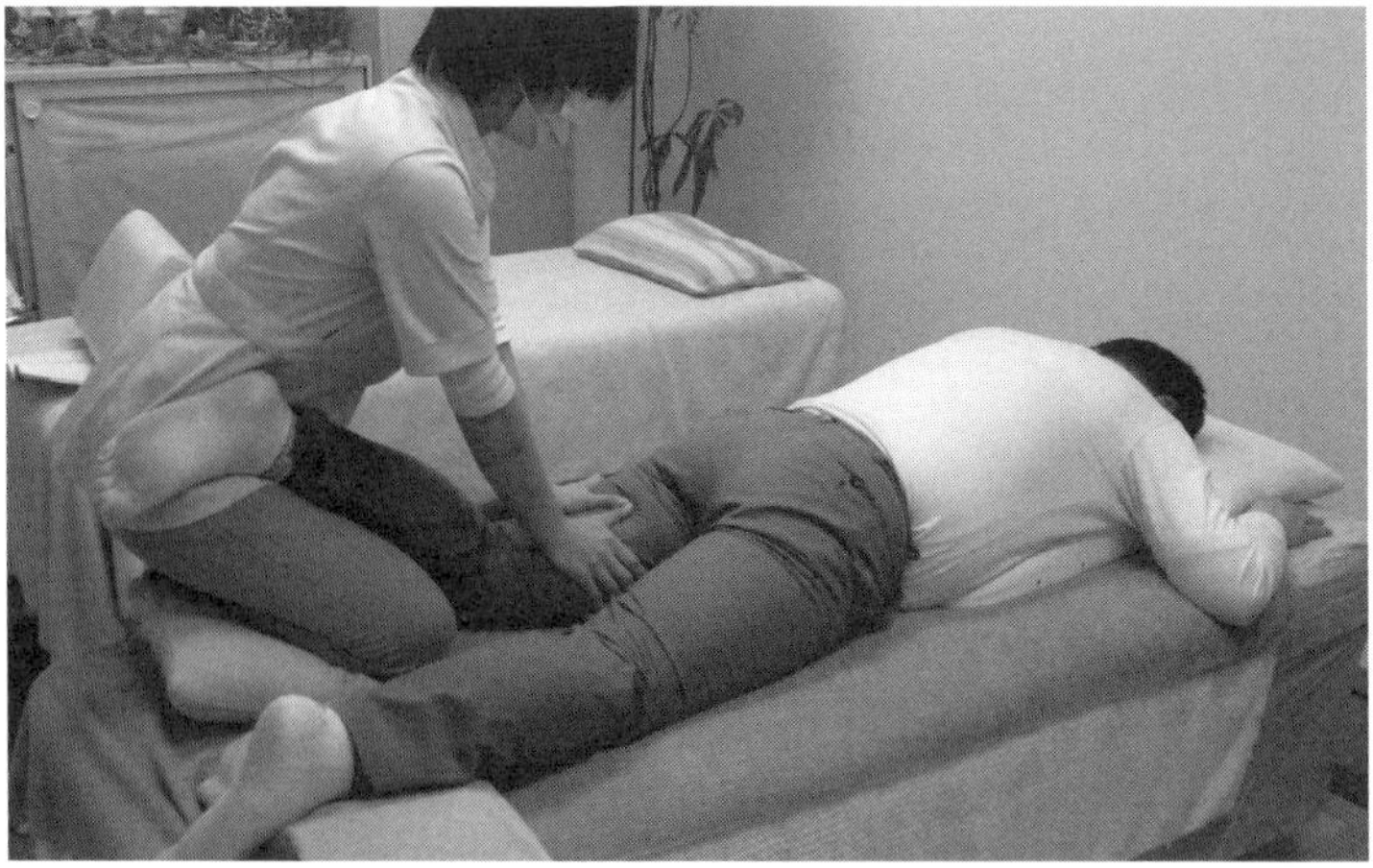

③腰、お尻から足に向けてのアプローチ。

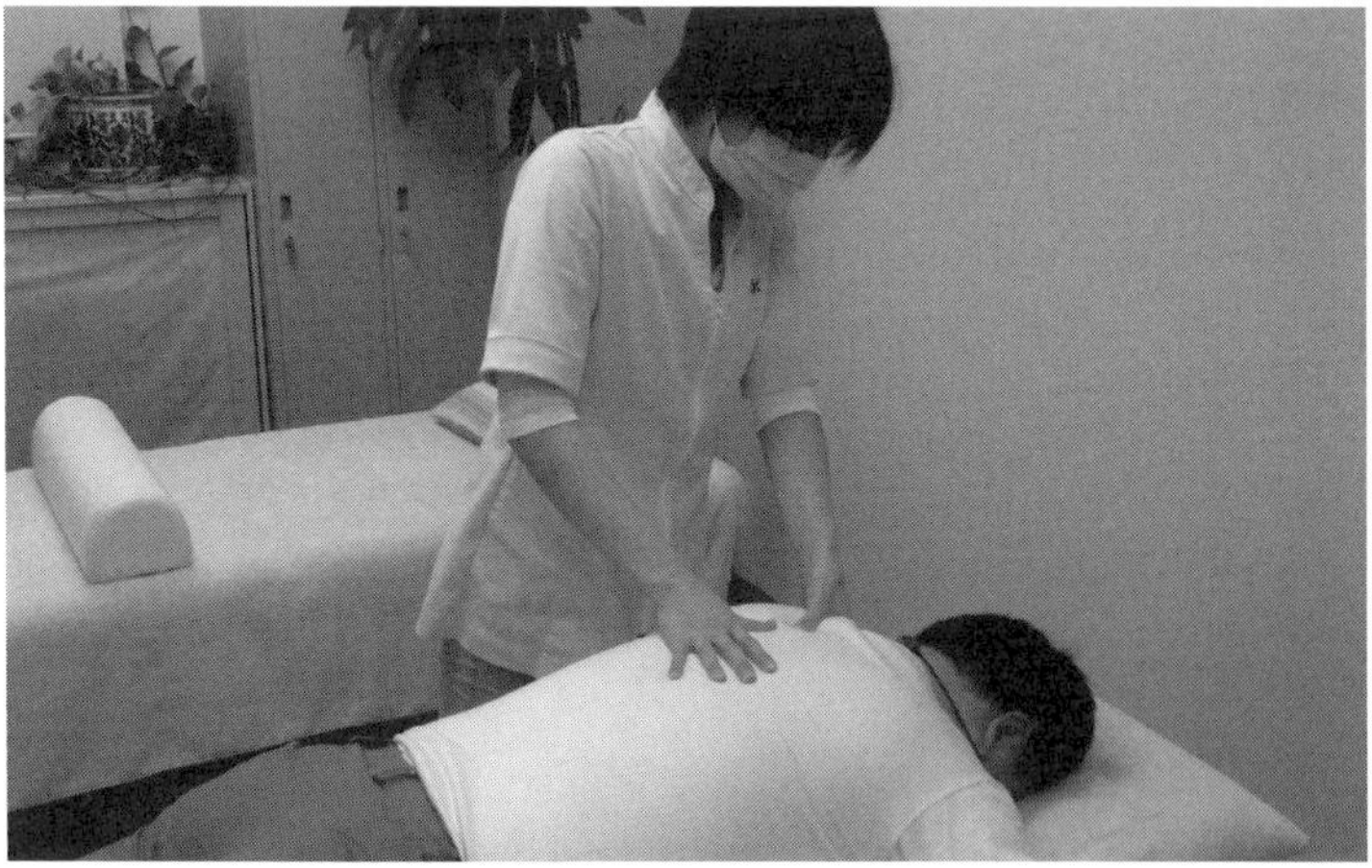

④背、肩へのアプローチ。

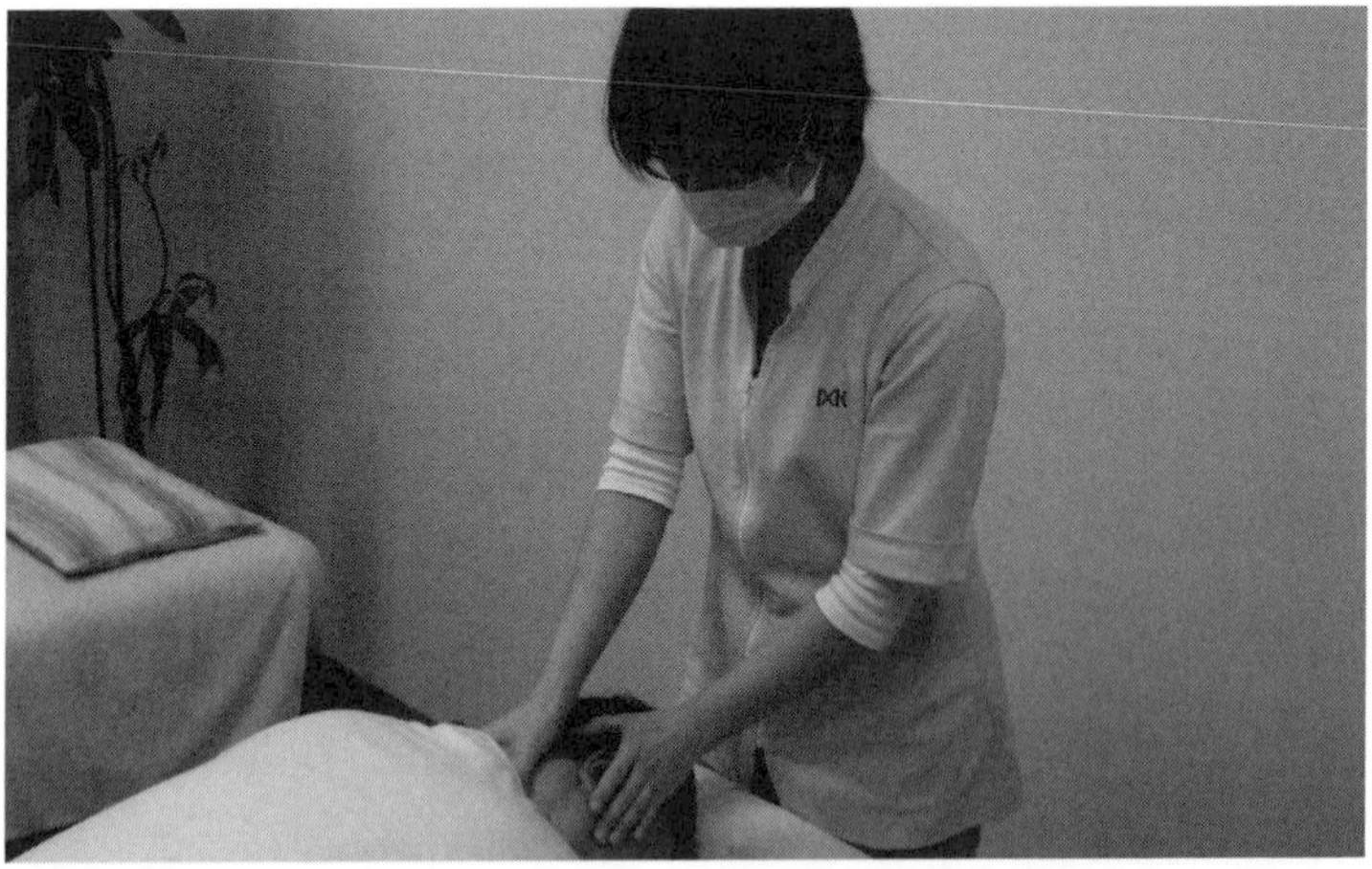

⑤首へのアプローチ。

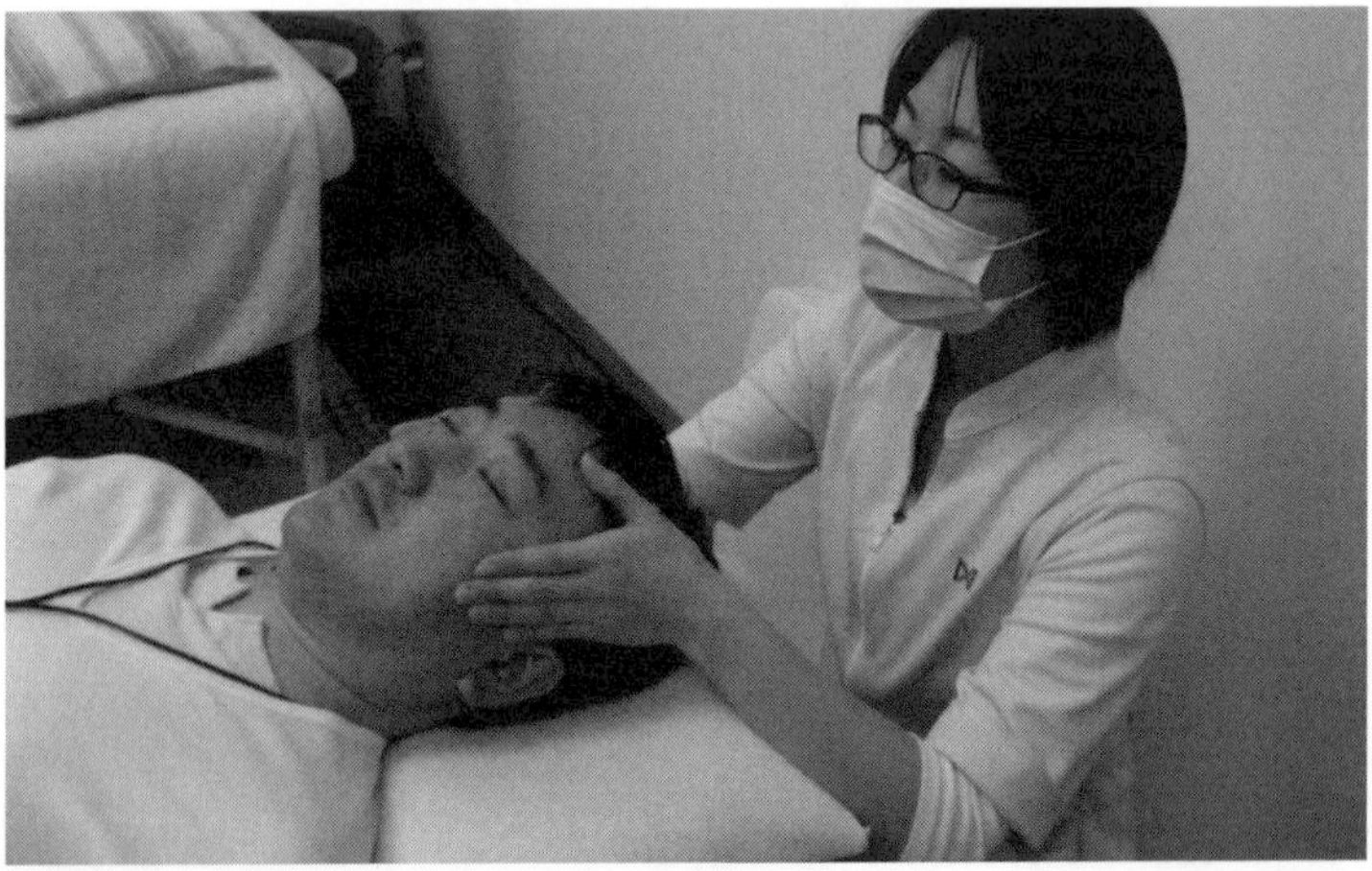

⑥頭部へのアプローチ。

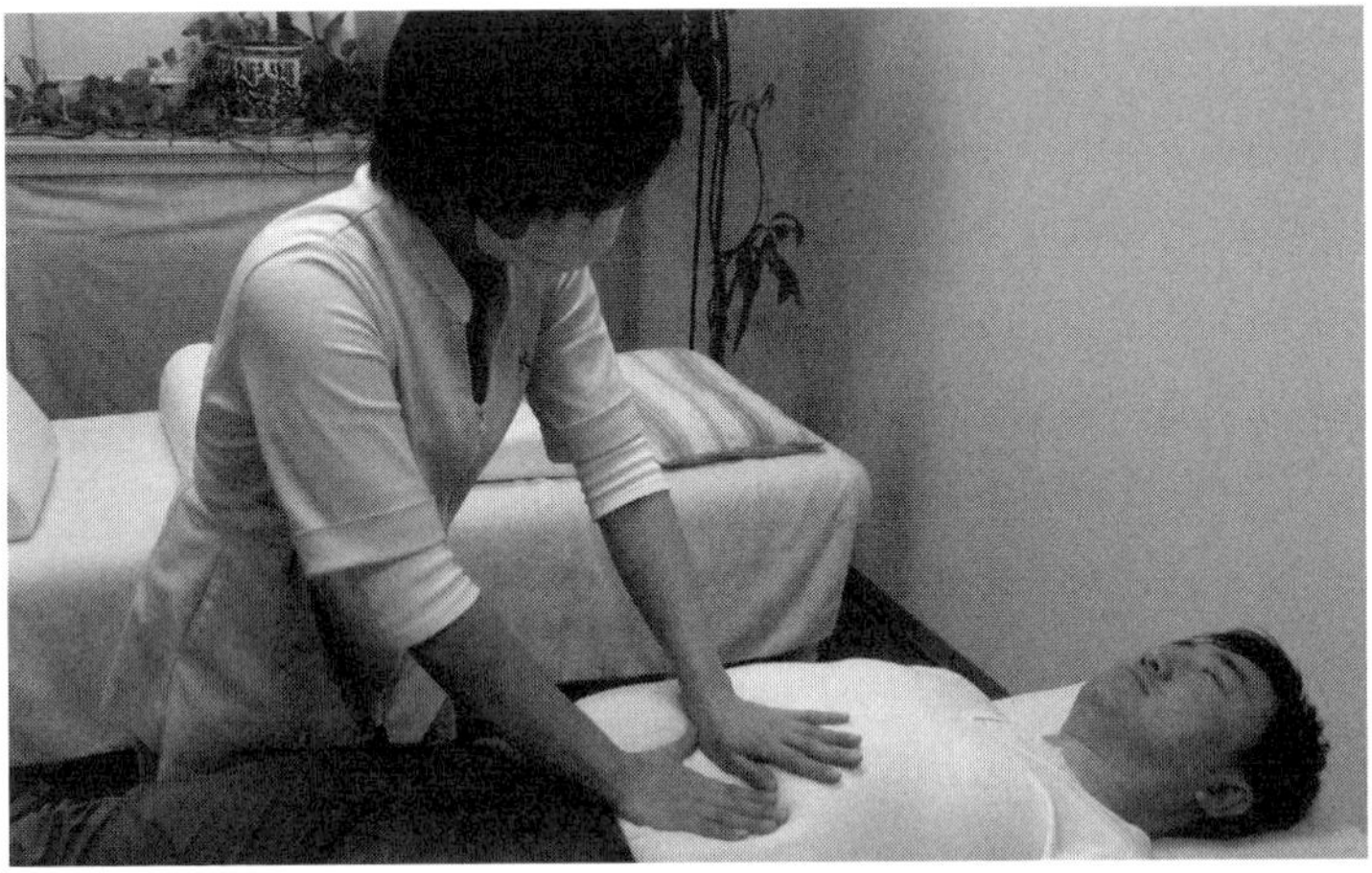

⑦再び腹部の最後の調整。

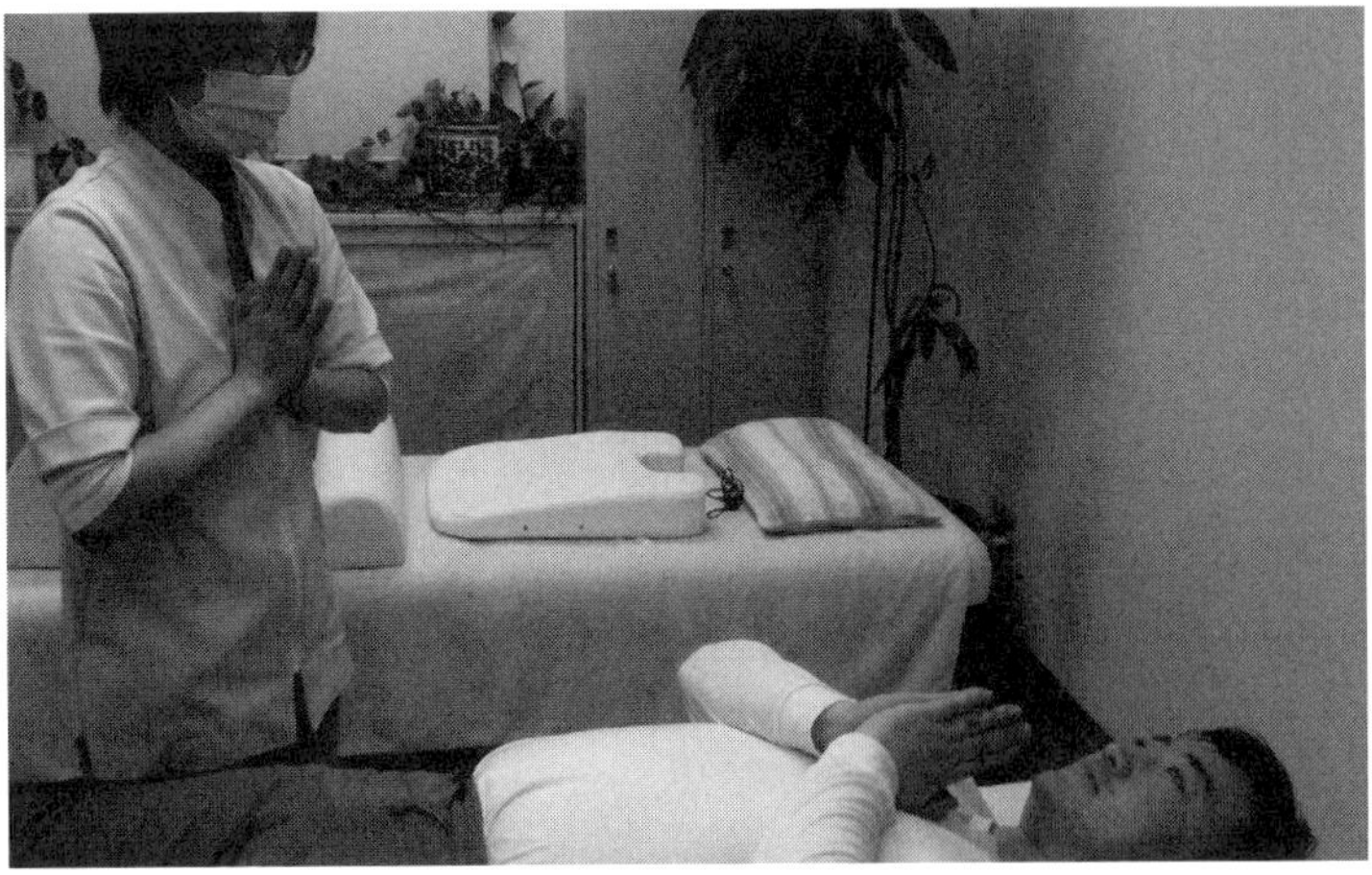

⑧最後に改めて合掌。施術側と受け手の両方が感謝の気持ちを込めて、また深呼吸。

第二章　なぜ「夫婦」で施術し合う「腸」整体法が奇跡を起こせるのか？

愛するパートナーとのスキンシップが生む「癒し」

副交感神経の働きが強まって、自然治癒力が高まる場面といえば、やはり「自分は癒されている」と感じている時に間違いありません。「腸」整体法の施術でも、癒やされているからこそ、心身の緊張から解放されて心地よいリラックスを得られるのです。

では人間が「癒される」と感じるのは他にどんな時でしょうか？

温泉に入っている時、好きな音楽を聴いている時、海辺で日光浴している時、朝早く起きてペットのイヌと公園を散歩している時などなど、人によっていろいろあります。

でも、最も癒されるのは、愛する人とのスキンシップではないでしょうか。

赤ちゃんや子供の時代は当然、親のスキンシップが大事ですが、大人になっても、決して不要になるものではありません。

よく、人間は、不安感が高まったりすると、つい自分の体を触ってしまうことがあります。つまりそうした行動の多いタイプというのは、強いストレスを抱えている証であって、どこか心が不安定な状態になっているともいえます。

ですから逆に、不安感にさいなまされている人をハグしたり、手を握ってあげるだけで、その人を元気づけもできるのですね。

病院で手術を前にした患者さんの手を、「大丈夫ですよ」といいつつ、看護師さんが握ってあげると、患者さんの不安感が薄らぎ、高まっていた緊張が緩んでリラックスできるケースもあります。「触れる」のはそれだけで病気に対する治療の効果を生むのです。

ただし、あくまで相手が「心を許した人」、ないしは「愛し合っている人」ですよ。嫌いな上司にハグされたら、それはセクハラです。

愛するパートナーとのスキンシップは、セロトニンだけでなく、ドーパミン、エンドルフィン、オキシトシンといった神経伝達物質を生み出します。

それらは人間に幸福感や満足感、陶酔感など、要するに「生きる歓び」をもたらしてくれるものであって、心が安らかになるだけでなく、リンパ球と結びついて、体の免疫力を高めて細胞の再生を促進させるために、自然治癒力も増す効果さえもあるのです。

では、「愛するパートナー」をどこに求めたらいいのか？

やはり基本になるのは「家族」であり、「夫婦」なのではないでしょうか。

中高年のご夫婦の多くが、「結婚して何十年もたって、今さらスキンシップもないだろう」とお考えかもしれませんが、果たしてそうでしょうか？

核家族社会が進行して、日本も欧米並みに子供が結婚すれば親との同居をせず、別々に暮らすのが当たり前の時代になってきています。もし寝たきりや認知症を心配される年齢になったとしても、そこに一緒にいるのはご主人と奥さんだけ。もし万一、介護が必要になっても、最後に頼れる関係は夫婦かもしれない。現に、奥さんがご主人を、またその逆も含めた「老老介護」は、今後も増え続けるであろうといわれています。だったら、互いにいたわり合って元気に生きていくしかないじゃありませんか。

夫婦で作る「心と体」の健康

現実に、アメリカでは、夫婦によるスキンシップとマッサージが、双方の体にどんな効果をもたらすかの実験まで行われているようです。

それによると、愛し合う夫婦で行うマッサージが、「愛情ホルモン」とも呼ばれている神経伝達物質の一つであるオキシトシンの分泌を高めて、特に男性のストレスを癒し、血圧を低下させてくれるとか。心臓の保護効果も認められたようです。

このオキシトシンは、別名「絆ホルモン」ともいわれていて、円満な夫婦関係を続けるためには必要不可欠なものでもあります。末永くパートナーとしていい関係でいたいなら、スキンシップは欠かせないのです。

また、夫婦のスキンシップといえば、どうしても性的な関係を連想しがちですが、手をつなぐ、あるいは寄り添うというだけでも、オキシトシンは高まるとも報告されています。

しかし、それ以上に重要なのが、「一緒に生きている」という実感です。

触れ合うことは、相手に自分の愛情を伝える最もストレートな表現であり、言葉がなくても、長く夫婦を続けた同士なら、相手にもわかります。でも、年をとってくれば、照れくさいやら面倒くさいやらで、意識しなくてはその触れ合いはどんどん減っていきます。

そして、やがては互いに無関心になり、家庭内別居に至るケースも出てきますし、近年では珍しくない「熟年離婚」に発展したりもします。こんなにストレスがたまることはない。

「今さら、女房となんて」「あんな亭主とスキンシップなんて」と投げやりになってはいけません。「相手に魅力を感じない」のは、触れ合うこともせず、相手の魅力を引き出そうとはしない自分の方もいけないのかもしれない。

何年かぶりに夫婦で温泉旅行に行き、風呂上りに互いにマッサージをし合ったら、心身がとろけるように気持ちよかった、なんてこともありますよね。ことに腸を中心としたお腹がほぐされていくと、体全体の血流が心地よく流れて、素晴らしい一体感をかもし出します。

夫婦が心を許しあい、「腸」整体法を施術し合うのは、心身の効果とともに、家庭円満にもつながるわけです。

「腸」整体法でコミュニケーションを

夫婦の会話、ちゃんとやっていますか？

ひょっとして、ご夫婦が疎遠になってしまう最大の原因は、会話がなくなっていることではありませんか？　話をしなくなれば、自然に互いの心は離れてしまうものです。

でも、出来れば毎日、最低でも週に3～4回は「腸」整体法を施術し合えば、会話不足にはなりません。

恐らく、施術の時間は、寝る前の10分から20分程度といったあたりでしょうか。もしもまだお子さんが同居していたら、何となくその前でやるのは気恥ずかしい。どうしても寝室で、二人きりでやることになります。

いいですよ、それで。心身が解放されて、副交感神経が最も活性化される時間です。そんな時こそ、何気なく会話ができるのです。

ずっと押し黙ったままで相手の体をほぐすなんて、かえってなかなかできるものじゃありません。まず、「どこがコッてる？」「血流の悪いところ、ない？」などと最低でも体の話にはなります。

その上で、たとえばお互いが仕事で疲れていたとしたら、「仕事、たいへんだった？」

とたずねたっていいでしょう。もしも人間関係などのストレスがたまっていたら、「ホント、たいへんで疲れちゃう」

などと、思い切り仕事上のグチをこぼしだすかもしれません。「きょうは楽しいこと、なかった?」と聞いたら、

「近所のレストランで食べたランチがおいしくて・・・」

と語りだすかもしれません。ご近所の話題や、子供の話題、それに昔の思い出など、いろいろと広がっていくかもしれません。誰だって、自分の話を誰かに聞いてもらいたい。グチも、自慢話も、ちょっとした世間話も、テレビや雑誌で知った情報も。

一人暮らしの辛さは、その話し相手がいないことです。

せっかくご夫婦が一緒なら、かわりばんこに「語り役」と「聞き役」になればいいのです。

奥さんがご主人を施術している間に、ついつい気持ちよくなったご主人が、ウトウトし始めて、会話もそこそこにそのまま寝てしまったって、許してあげましょう。それだけ気持ちよかったってことですから。

どうせ翌日、お返ししてもらえばいいのです。

「腸」整体法は、奥さんでも出来る

私が提唱する「腸」整体法が、力を入れずに、手のひらをあてて、ほとんどお腹をさする程度の強さで触れていくことは、すでにお話しました。

何度もいうように、体のバランスが崩れている患者さんは、まず硬いか、冷えているか、症状はいろいろですが、お腹に異常が出てきます。そのお腹を思い切り押しても、患者さんにとってはただ苦痛なだけです。

そこで、手のひらを使って、やさしく腹部の筋肉をゆるめていくのですね。

ですから、力は、いりません。どんなにご高齢の奥さんでも、やり方さえわかれば、出来ます。必要なのは力より愛情です。

しかも、互いの体をチェックし合えるので、

「お腹に張りがあるみたいだから、あまり食べ過ぎないほうがいいよ」

などとアドバイスもできます。かかりつけのお医者さん以上に互いの体の状態を知っていれば、万が一、どちらかが倒れるようなことがあっても、より適切な処置が

出来るじゃないですか。

その上、双方が「ありがとう」と感謝の気持ちをあらわしあえば、毎日がとても心地よいものになります。

どうです、夫婦揃って「腸」整体法を学び、互いに施術し合うのは、とてもたくさんのメリットがある上に、人生がより豊かになるとは思いませんか。

その上、認知症や寝たきりの予防になるのだとしたら、これはやってみないてはない、といえるでしょう。

「腸」整体法で奥さんの「全身痛」を和らげた河村さん

ここで一組、実際に「腸」整体法を使うことで、ご主人が奥さんの症状を改善させた例をご紹介しておきましょう。

そのご主人とは河村修一さん。実は、私が院長を勤める日本整体学院で学んだ教え子で、その後、東京都中野区の自宅で整体院を開業しているプロの整体師です。

当年とって76歳。60歳の定年まで、デパートの外商部の営業をやっていて、定年後に開業したわけですね。

酒が大好きな人でして、私も、河村さんが学院に勉強に通っていたころには、必ず冷蔵庫でビールを冷やしておきました。授業も一通り終わった夕刻、河村さんはそのビールをうまそうに飲んで帰っていくんです。またその飲みっぷりが豪快で、男でも惚れ惚れしましたね。


奥さんの登志子さんは72歳。年取っても働かなきゃ、と仕事をしていないと気がすまない性分の方で、最近も2年くらい前から、ビルの管理人の仕事に通っていたそうなんです。


やることは配達されてきたものを受け取ったり、ビルまわりの掃除をしたりで楽なのですが、大変だったのは朝の早さ。始発に間に合わないと余裕をもって仕事場に着かないために、中野の自宅はいつも朝4時ころには出発したとか。

この早起きもストレスのもとにもなったのでしょう。

積もり積もったストレスが症状として出てきたのが去年の7月ころでした。登志子さんによれば、

「首筋から肩、ふくらはぎから足の腿の裏側と、痛くて、座ったり足を曲げたりがつらくなってしまったんです」

布団での寝起きもキツくて、9月くらいにわざわざベッドを入れたくらい。もっと悪化していくのでは、と不安になった登志子さんがまず頼ったのは、近くの病院でした。

「でもね。MRIを撮ったり、検査もやってみたんですけど、特に異常は見つからないし、先生もどう治療していいか、困っていました」

とりあえず付いた病名が「全身痛」。それで、筋肉をやわらげる薬を処方されて飲んだものの、症状はほとんど変わらなかったとか。

私が想像するに、これも「未病」なのでしょう。しかし、そのまま放置すると、本当に寝たきりになりかねない恐るべき兆候です。

ここで、ようやくご主人・河村修一さんの登場です。

「腸」整体法を使って、この「未病」を改善していこうというわけですね。一刻も早くよくなりたい登志子さんの選んだ道は、鍼治療も併用しながら、ご主人の「腸」整

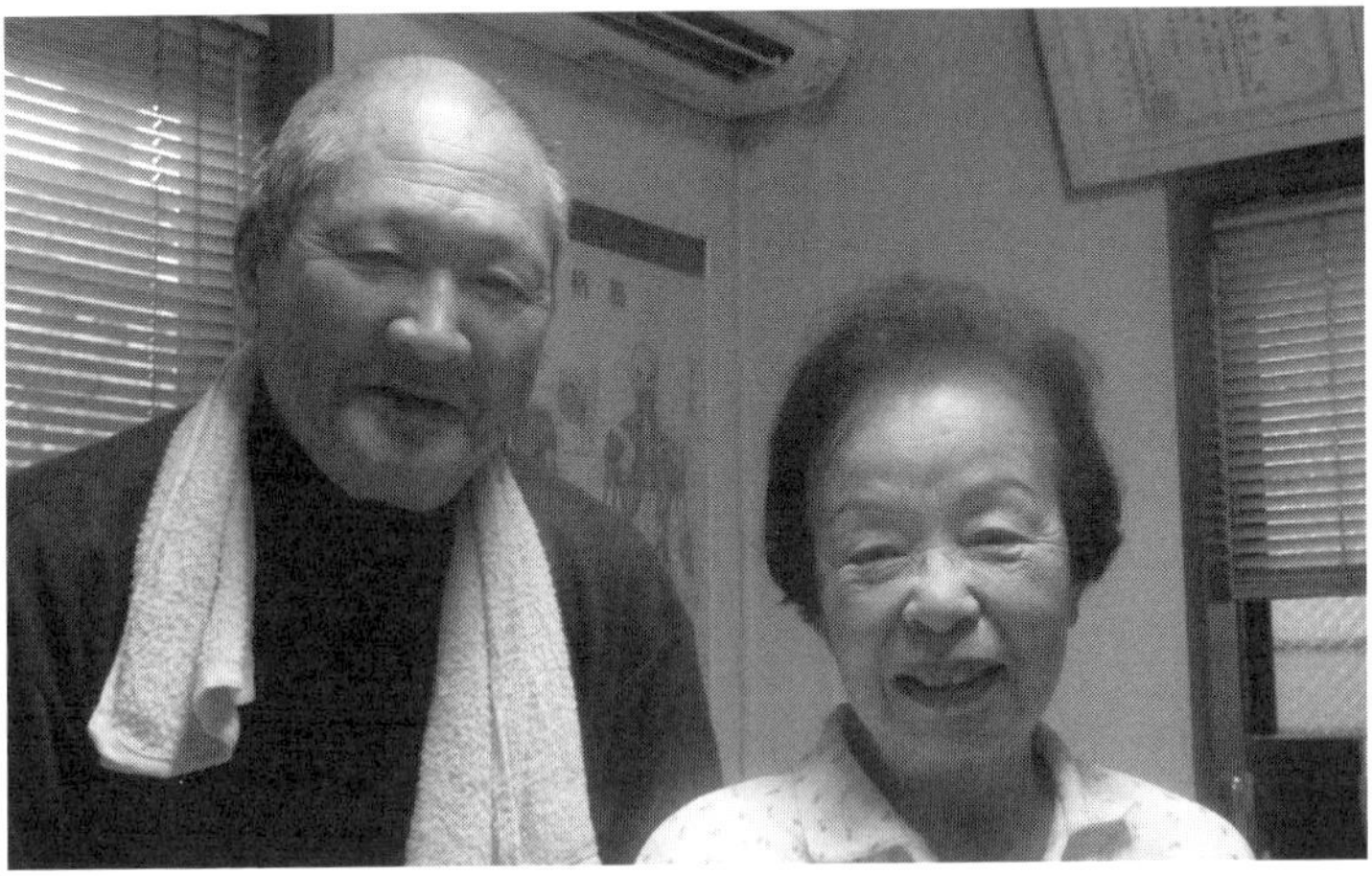

河村さんご夫婦。

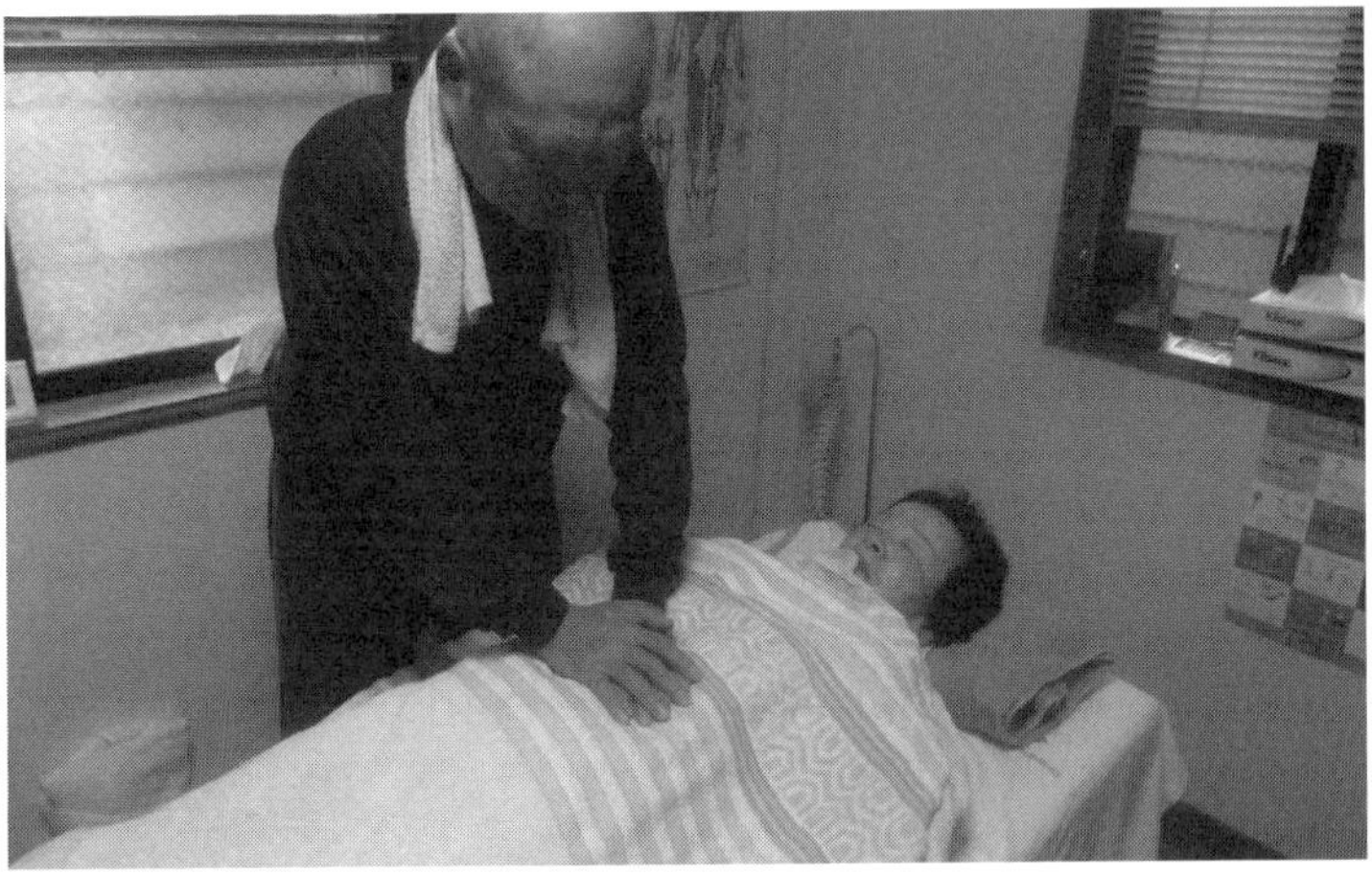

奥さんを施術中の河村さん。ＴＥＬ　03-3387-7921　河村整体療院

体法を受けることでした。

そこで河村さんが登志子さんを施術してすぐにわかったのは「冷え」。

「お腹に触れてみたら、やはり冷えていました」

まずは、血流をすっきりさせるのが先決だ、と河村さんは判断しました。そこで、主に腸を施術するだけでなく、足裏も入念に施術していくことにしたのです。足裏は神経を通して胃腸につながっていて、そこを刺激すれば血の流れもよくなる、と河村さんは考えたのです。

私の考案した「腸」整体法は、どちらかというと足裏の施術にはさほど手間ひまはかけません。そこからは少し逸脱しているかもしれない。でも、私は自分のやり方が100%正しいとして教え子に強制したりしません。人間の体質が十人十色なように、施術法だって、人によってスタイルが変化するのも当然です。腸の施術によって心身のバランスを整えるという基本部分さえ守ってくれるなら、あとは自分なりの考えでアレンジするのはいっこうにかまいません。

毎日、腸と足裏を施術によって温めるうちに、冷たかった手足にも血が回るようになり、症状は次第によくなっていきました。

そこで、ご主人が奥さんを施術するメリットを河村さんに聞いてみると、

「まず、いつでも、二人が揃っていれば施術できることでしょう。あ、横っ腹が冷えてきているから、またちょっと胃腸の血流が悪くなっている、ストレスがたまってるんじゃないか、とかすぐに判断できる。それに、何でもあまり気兼ねせずに言い合えるのも大切です。これがもし他人同士なら、本当は痛い箇所を触られても『それほどでもありません』と我慢したりとか、ありますよね。でも夫婦なら、『痛いんだから、もっとやさしくさすって』なんて文句もいえる」

体をチェックした上で、的確なアドバイスもしやすくなります。

やがて仕事を辞め、時間に追われなくなった登志子さんの体のバランスはすっかりよくなっていきます。

「未病」が病気に発展し、やがて寝たきりへと進むのを未然に防いだともいえるでしょう。

「今、いっさい薬は飲んでいません」

という登志子さんですが、河村さんによる「腸」整体法は続けています。

「夫婦だからって、施術中は、あんまり会話はしないね。なんだかんだと文句言われ

たりするのもうっとうしい」

と語る河村さんですが、

「私が『ここが痛い』っていうと、『そうか、このあたりか』と一生懸命にほぐしてくれたりするんです。ありがたいですよ」

と登志子さん。「腸」整体法によってつながっている夫婦愛、とでもいいましょうか。

第三章　血流を良くし、脳を活性化する、「認知症」を防ぐ「腸」整体法

認知症になるもならないも腸次第!?

「認知症」といわれると、どうしても多くの人たちは、ある特定のイメージを持ってしまいます。ボケて物忘れがひどくなったり、夜、一人で路上を徘徊して車にはねられそうになったり。

しかし、実をいえば、「認知症」という言葉は、ある特定の病名ではなくて、いろいろな症状をひとまとめにした、俗に言う「症候群」の一つなのです。

ですから、いくつもの種類があります。

代表的なものが、脳内で特殊な異常タンパク質が増えることで発症するといわれているアルツハイマー型認知症、脳梗塞や脳出血などの脳血管障害を起こした後、その後遺症として発症する脳血管性認知症、脳の前頭葉や側頭葉の委縮がみられる前頭側頭葉変性症、脳内の神経細胞内に「レビー小体」という特殊なタンパク質が出現するレビー小体病などです。

その中の、特に前二つ、アルツハイマーと脳血管性だけで全体の8割を占めるとか。

長く、こうした症状が起きる原因は「脳」だと考えられてきました。脳が萎縮したり、脳の血管が詰まったりして起きるのだから、まず一番は脳のケアをすることだ、と。

しかし、近年では、どうやら脳ばかり診ていても、根本的な解決にはならないぞ、という説もだいぶ強くなりつつあります。

人に「いきがい」や「やすらぎ」を与える神経伝達物質のセロトニンや、「やる気」を生み出すドーパミンなどは、多く、腸によって生み出されて脳に運ばれているとは、すでに書きましたね。

さらにこうした神経伝達物質の不足が「うつ病」などの心の病を生む、とも。

認知症もまた、そのセロトニンなどの不足が大きな原因と考えられるのです。

こんな話もあります。もともと糖尿病の人は認知症になる確率が高いのは、よく知られていました。ただ、従来は、その原因は糖尿病によって動脈硬化などの血管障害が起こり、脳への血の巡りが悪くなるから、と思われていたのです。ところが実験を重ねていくと、どうやら、腸の機能が低下して、脳に対してうまく指令を出せなくなっているということの方が、原因としては強いのではないか、と考えられるようになってきたのです。

要するに、腸を整えれば、認知症を予防したり、たとえなりかかっても、進行を遅らせたり、改善するのは可能なのです。

腸内細菌は「自然治癒力」を生み出す工場の工員さん

血管をきれいにして、血流をサラサラにすること、これも認知症予防の大前提ですね。

ただし、そこでも大事なのが、腸の状態です。何しろ、「血液を生産するのは骨髄ではなく、腸だ」と主張する学者もいるくらいですから。よく、「食べたものは血となり肉となる」といわれますが、私たちが食べたものは腸をはじめとした腸管で吸収分解されて、血も骨も肉も作られます。そう考えてみたら、腸が血を作っている、ととらえても決しておかしくありません。

だからこそ、腸が不調になれば、新鮮でサラサラとした血液は生み出せませんし、血管もつまりやすくなってしまいます。

さてそこで、皆さんご存知の腸内細菌の話も出てきますね。

腸内細菌にも3種類あって、栄養分を体内に吸収したり、免疫力をつけたり、体にとってとてもありがたい役割をしているのが善玉菌。いわゆる乳酸菌の仲間です。昨今では、「乳酸菌」といえば健康の代名詞のようになって、乳酸菌飲料であるとか、乳酸菌物質であるとか世の中にたくさん出ております。

その一方で、大腸菌のように病原性を持つ悪玉菌があり、善玉、悪玉のどちらにも属さない日和見菌もあります。ただ、じゃあ悪玉菌をすべてなくせば健康になるかといえば、そうでもありません。会社でも、社員全員が働き者のところより、中には『釣りバカ日誌』のハマちゃんのような「怠け者」や、ちょっと変わった人間がいた方が活気が出たりするでしょ。

ただ、暴飲暴食や睡眠不足、不規則な生活で悪玉菌が増殖してしまえば、腸は汚れ、たちまち血液や血管にも悪い影響が出てきてしまいます。

腸は、免疫力強化や消化吸収にとどまらず、他の臓器や脳を活性化するたくさんの物質を作っています。人が自分で体の悪いところを治し正常に戻ろうとする、つまりは「自然治癒力」を生むための工場なのです。

で、腸内細菌はそこで働く工員さん。

工員さんがバランスよく配列されて、ちゃんと働いてくれれば問題ないのですが、残念ながら、まともに働かず、もっぱら悪さばかりしている「悪玉菌」が増えてしまうと、腸の工場としての力も弱くなってしまいます。

ところが戦後の日本は、その悪玉菌がどんどん増殖していくような食生活に変化していきました。

昔なら、食べるといえば、まずご飯に、野菜と魚。低脂肪で、しかも食物繊維がたっぷりと入った食事が主でした。それが、肉料理を中心とした、悪玉菌が喜びそうなメニューが増えた上に、加工食品、インスタント食品などの摂取が爆発的に増加して、栄養バランスはどんどん悪くなっていきました。

腸内環境も、比例して悪化していきます。

これがひいては、大腸ガンの急増を生んでいるのですね。戦前には多かった胃ガンをもはや抜き去って、今や、ガンの中でも肺ガンと死因のトップを争っている状態です。

当然、それは脳にもつながり、認知症を生む要因となります。

「孤独化」が認知症を作る

私も、以前、あるお医者さんに、「なぜこんなに認知症が増えているのですか？」とストレートに聞いてみたことがあります。その先生は答えました。

「そりゃ簡単だよ。みんなが長く生き過ぎるようになったのと、その分、たくさんストレスを抱え込むようになったためだ」

先生いわく、明治や大正のころは、平均寿命も40歳そこそこで、だいたいが認知症になるほどの年の前に死んでしまうので、あまり目立たなかったとか。

しかも、日本全体の過半は農家で、大家族の中で、多少のトラブルは抱えながらも、さほど大きなストレスを背負う必要もなく、のんびりと暮らしていくことができました。

現代人のストレスは、昔とはまったく規模が違います。世の中も、機械も、日々変化していくなかで、それに必死に対応しようとしていけば、心休まるヒマはありません。

中でも、特に大きなストレス原因になっているのは、「孤独化」の問題ではないでしょうか。

先年騒がれた「無縁社会」ではないですが、中高年の間でも、若い人たちの間でも「一人暮らし世帯」が、全国の世帯全体の約3分の1。それがやがては半分になる日もそう遠くない、といわれています。かつて「一人暮らし」といえば独身の若者がメインでしたが、「独居老人」や「独居中年」だらけの国に、日本はなりつつあります。

一日中、誰とも会話をしない日が何日も続くような方がどんどん増え続けているわけですね。

人間関係によるトラブルも辛いですが、時によっては話し合いで和解もできます。「孤独」というストレスは、なかなか癒すことができません。

腸環境の面を考えても、食事は、気が向いた時に不定期に食べるようになりかねませんし、しっかり栄養に配慮して、とはとてもいきません。

腸内細菌もさびしがり屋さんで、毎日、誰かと楽しく会話しているようでないと、活発には動いてくれないし、腸もセロトニンやドーパミンをたくさん生産してくれないのです。

奥さんに死なれ、一人暮らしを始めて認知症の症状が出始めた男性が、子供夫婦と二世代同居をはじめたらそれが改善された例もあるそうです。

改めていいます。だからこそ、夫婦で「腸」整体法を施術し合うことほど、認知症予防に大きな効果を表すものはないのです。互いにつながっている感覚が、「孤独ストレス」を解消してくれるのですから。

残念ながら配偶者のいない方は、一刻も早く、一緒に「腸」整体法を使い合えるパートナー、友人でも、親戚でも、恋人でもいいのですが、そういう相手を探すべきです。もっとも、私は医者ではないので、腸を整えるための治療もできませんし、ましてや、結婚相談所の職員ではないので、今から結婚相手を探してあげることもできません。出来ることといったら、「腸」整体法で、認知症になるべくならないための方法をお教えするだけです。

「便秘」こそ「心の病」のもと

最大の敵ははっきりしています。「便秘」です。

認知症の方に限らず、年をとればとるほど、便秘になりやすくなる傾向があります。普段の運動量も落ちますし、水分の摂取量も減るし、また便を肛門まで運んでいくための腹筋の力も衰えていきます。その上、年をとれば、もう食事も自分の好きなものしか食べないといった偏食の度合いが強くなりがちです。

認知症の方ともなると、便秘の確率はさらに高まります。もう病院に入院している認知症の方で便秘薬を飲んでいないケースはほとんどないというくらいに切っても切れない関係です。

便秘に悩む患者さんのお腹は、一様に冷えています。血液の循環も悪くなっているし、当然、栄養分を吸収して、不要になったものを肛門に運ぶぜん動運動も鈍っているので、張りも出てきます。腸の働きが衰えればセロトニンなどの生産量も低下するので脳にも影響が出ます。

私の知り合いのお母さんにも、便秘がもとで、認知症の危険が迫っている方がいました。

若いころから肉料理が大好きで、食物繊維の多い野菜などはほとんど食べない。それでずっと便秘症ではあったのですが、80歳を過ぎて、それがどんどん酷くなっていったそうです。と同時に、物忘れも激しくなり、しかも、家族にそれを指摘されると、「私は忘れてない。あなたが間違ってる」とイライラしながら強情を張るようになりました。強情になればなるほど物忘れのレベルは上がっていって、一緒に便秘の症状も悪化していったそうです。

で、やむなく医師のアドバイスで始めたのが食事療法。ご飯は白米ではなく玄米、肉料理は極力控えて可能な限り野菜も食べる。あまりの便秘の辛さに、お母さん、しぶしぶ方針に従ってみたのだそうです。

すると1週間くらいのうちに、すこしずつ効果があらわれてきたとか。便秘の症状が緩和し始め、イライラ感もなくなるとともに、頭もスッキリしていきました。驚いたことに、何ヶ月かして腸の掃除も進んだころには、知的好奇心も沸いてきて、90歳間近にしてパソコンでメールのやり取りまで出来るようになったそうです。

つまりそれだけ、便秘が、腸を通して、脳の働きを抑制してしまう証拠ですね。

長崎・西諌早病院の田中先生からも、一人の引きこもりの少年の話を聞いたことがあります。

その少年は小学校のころに引きこもりはじめて、食事もろくにとらず、家庭内暴力も始めるようになっていました。病院に連れていたったら、ついた病名は「適応障害」。しかし、どの病院に行ってもちっとも症状は好転しない。

ワラにもすがるつもりで田中先生のもとを訪れたところ、先生はお腹を触り、その冷え具合を見て、少年がヒドい便秘なのを知りました。そこで便秘の状況を改善する漢方薬を処方したところ、少年の便秘がよくなると同時に、まず家庭内暴力がピタッとおさまったのだそうです。引きこもり自体が改善されるまでは1年以上かかったようですが、便秘が、それほどまでに「心の病」に大きな影を落としているのに驚かされます。

「腸」整体の基本的施術

では、まず腸の動きそのものを良くしてくれて、体全体にエネルギーを満たしてくれる、すべての前提となる「腸」整体をご紹介しておきましょう。

朝起きた時か、寝る前、どちらでもいいのですが、その両方に、ご夫婦で互いにお試しになると、とても効果があります。とにかく体がリラックスした、交感神経があまり働いていない状態で行うのがいいのです。

ベルトははずし、パジャマやジャージなどのゆったりした服装で行うものです。

1回につき、ものの3分もあればできます。

①まずベッドや布団に、受ける側はリラックスしたまま、横になります。

そして、施術側は両手を丹田のあたりに軽く当てて、あたためます。この「丹田」とは、東洋医学で体のエネルギーをつかさどる場とされる、へそ下3センチくらいのツボです。これをだいたい7秒間くらい。受ける側はゆっくりと深呼吸をしながら次第に温まっていくお腹を感じましょう。

②続いて、施術側は左右の手を、受ける側の大腸の上に軽く当てます。

さらに、両手を少しずつ上にさすり上げます。これを3回おこないます。

受ける側は全身、特に肩の力は抜きます。

③受け手のおへその下を施術者が軽くさすります。で、指を少しずつ上にさすり上

げていきます。これも3回。

④施術者は左右の手をそれぞれ受け手の左右のわき腹に軽く当てます。で、それをまた少しずつ上にさすり上げていきます。やはり3回。

⑤施術者の片方の手を受け手の腹筋の上側、みぞおちのあたりに軽く当てます。もう片方の手は丹田の下、恥骨の真ん中あたりに軽く当てます。それで、腹筋にある手は上にさすり上げ、丹田の下の手は下にさすり下げていきます。これも3回やってみてください。硬くなっていた腹筋が、心地よくゆるんでいきます。

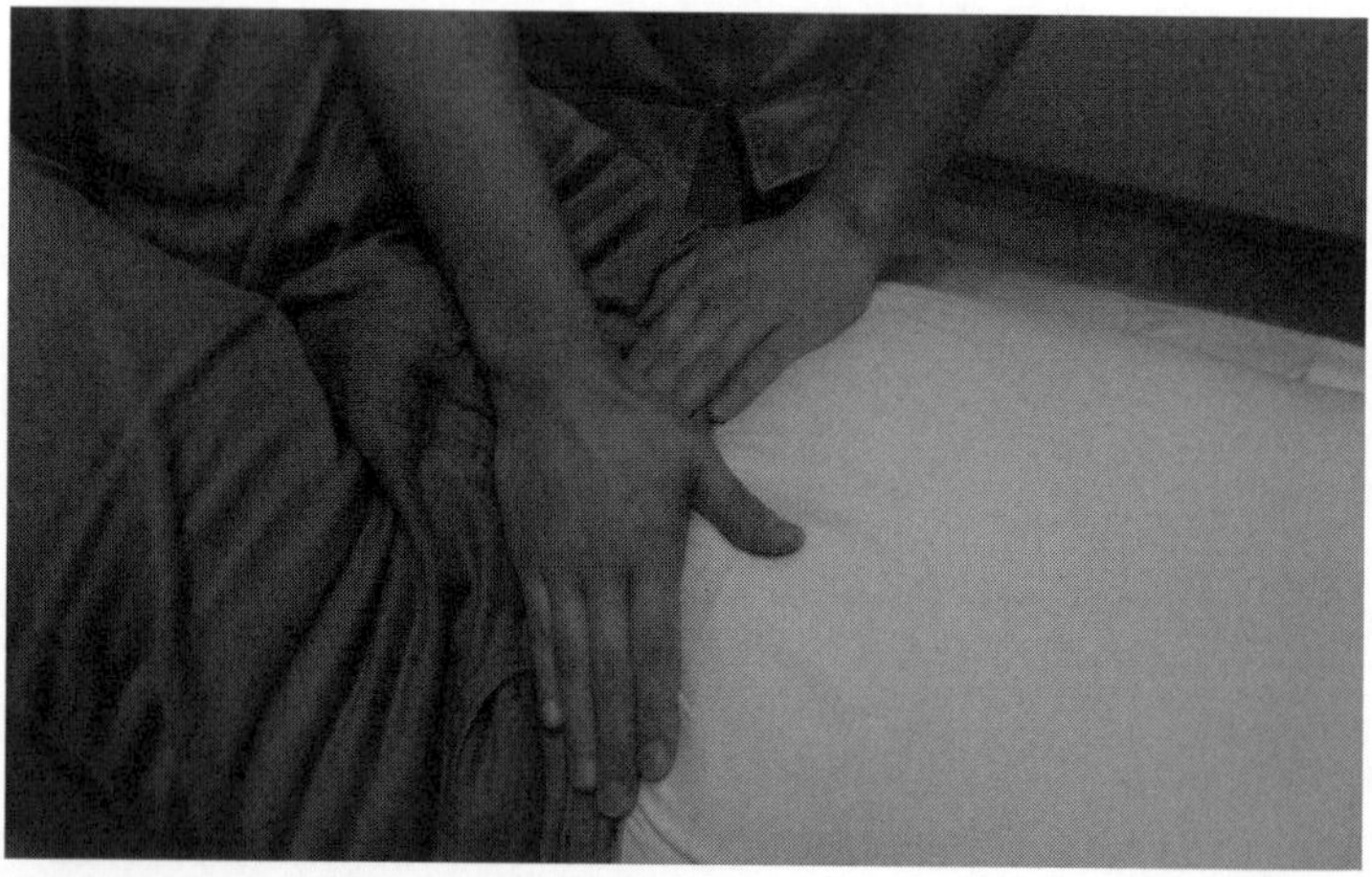

①まず、丹田をしっかりとあたためます。

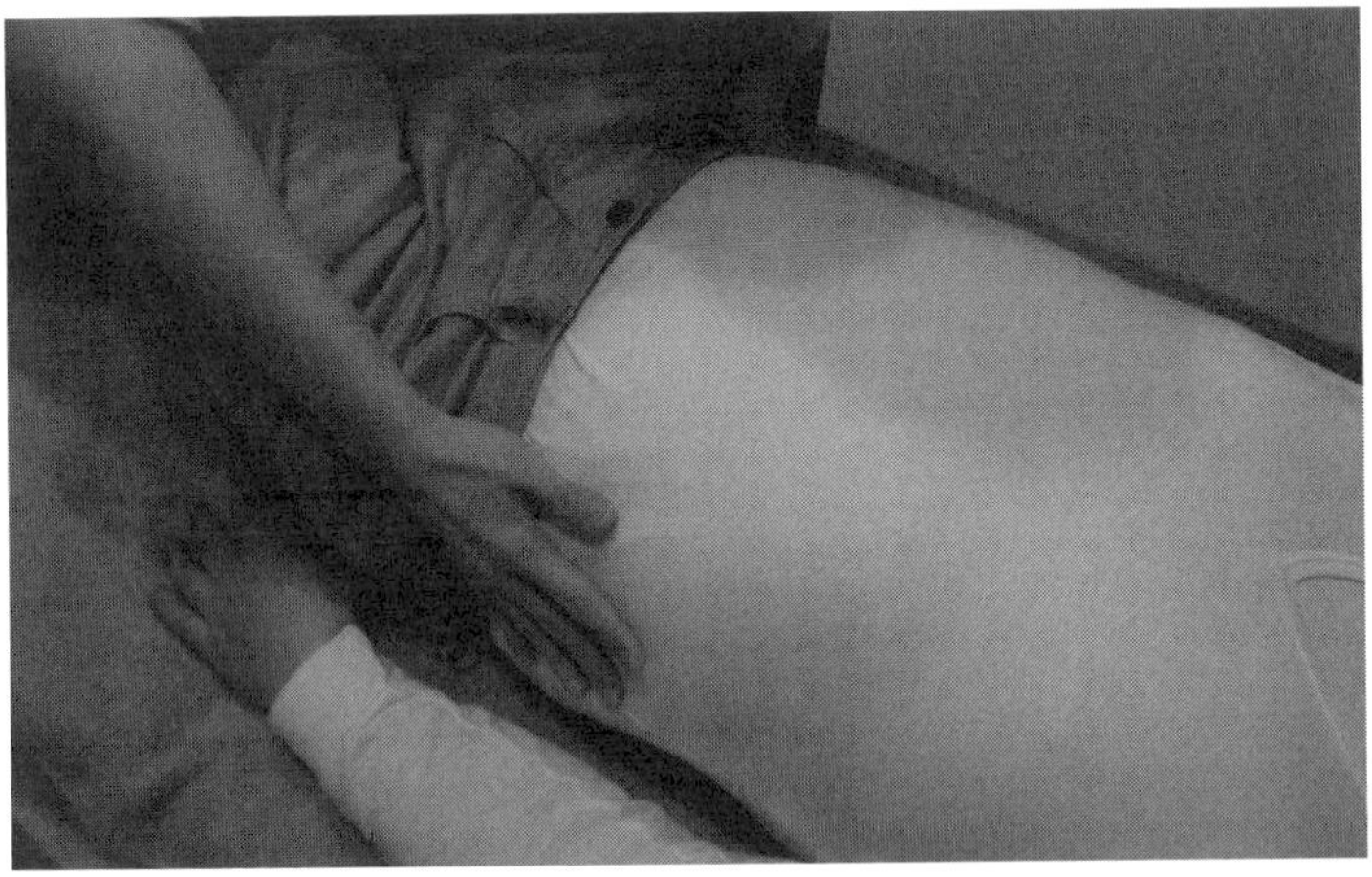

②大腸の両脇を締めます。

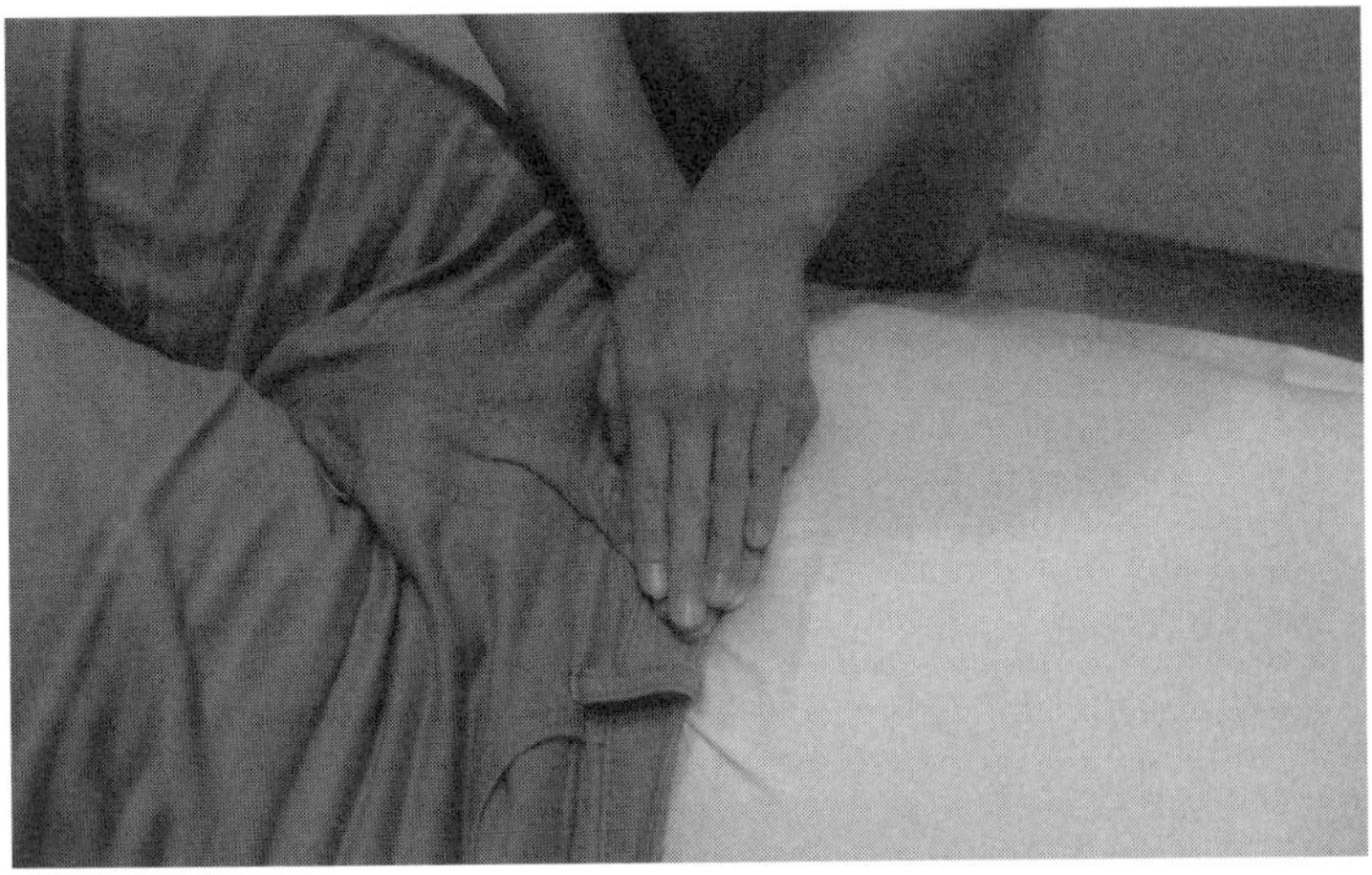

③おへその下をゆるめます。

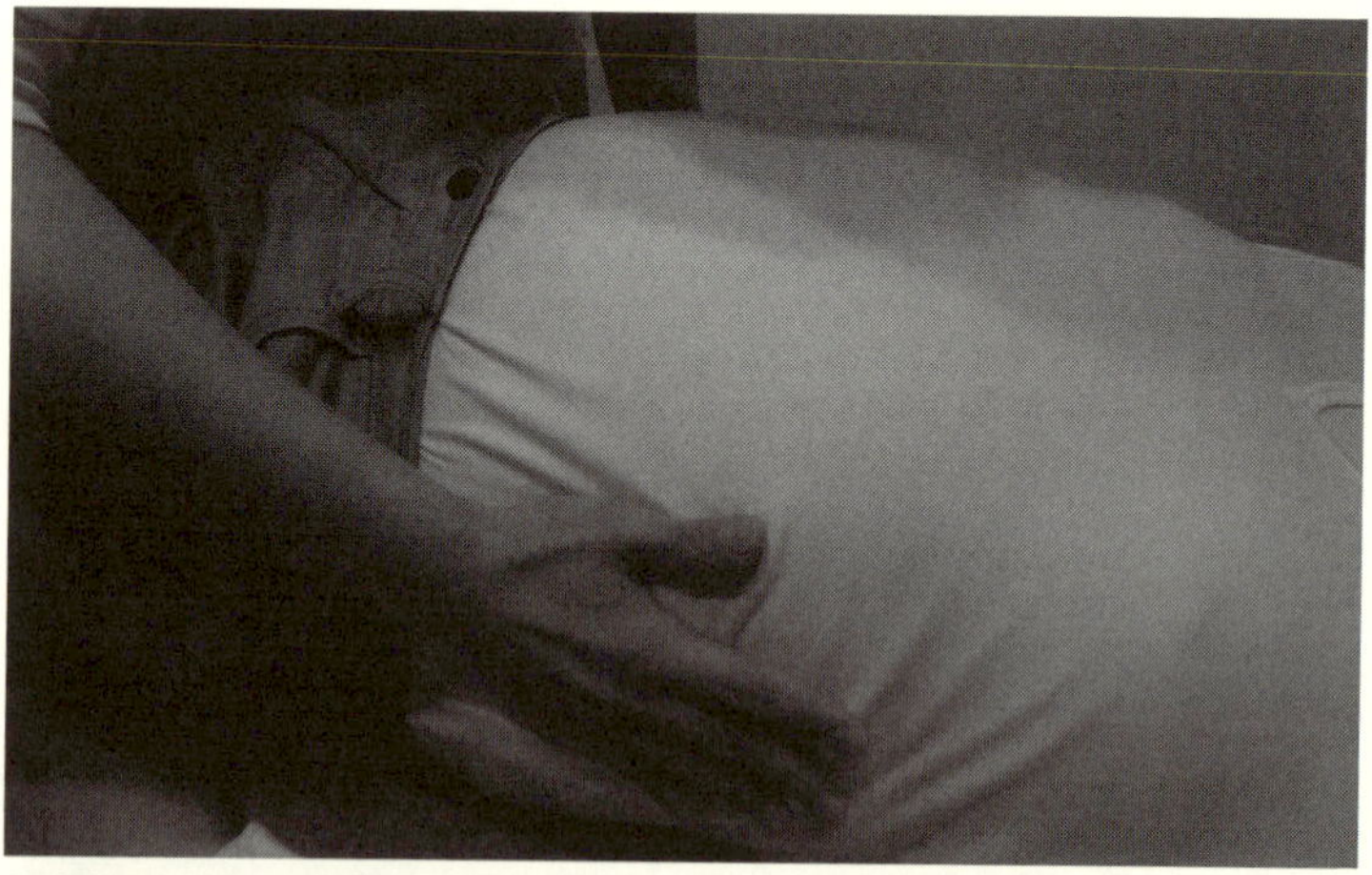

④脇腹をさすり上げます。

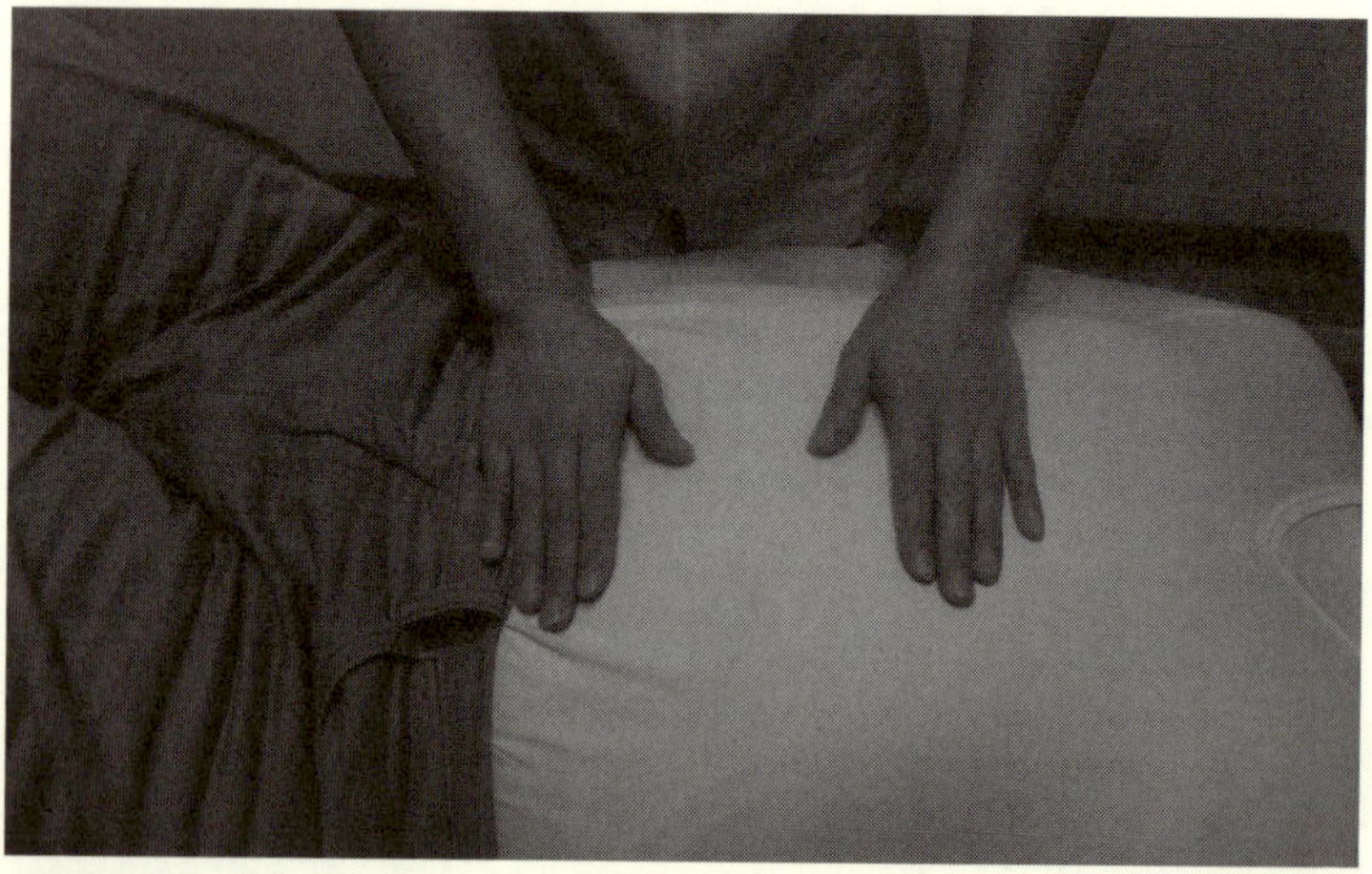

⑤腹筋をゆるめていきます。

これが、「腸」整体法の、基本形です。3回といっても、①を3回、②を3回とやるのではなく①から⑤までをワンセットとして3度繰り返す方がより効果的です。すでにこれを実行するだけで、腸内細菌の働きも活発になり、セロトニンの生産も増えるし、お腹の血流にもいい影響を与えます。血がサラサラになり、お腹の血流がよくなれば、体全体の血流もよくなっていきます。

「ねじれ腸」を改善する

さて、認知症の大敵である便秘にはどう対処していったらいいのでしょうか？

実は、便秘になる原因の中でも、最も深刻なのが、大腸がねじれたり、微妙に折れ曲がっていたりすることなのです。しかも、こうした腸は欧米人と比べて日本人に圧倒的に多いとか。

もともと肉食系の欧米人と穀物や野菜などがメインだった日本人の腸を比較すると、日本人の方が長めとはいわれていましたが、遺伝子的にも、腸のねじれが起きやすくなっているようです。

当然、ねじれや折れ曲がりがあって腸管が狭くなった部分には便が引っかかって詰まりやすくなり、便秘になってしまいがちです。

具体的施術法でいうと、まず基礎的なものとしては、

①施術者は仰向け状態の受け手のおへその上に軽く両手を重ねて当てます。

②右回りで楕円状に、両手をゆっくり受け手のお腹をさするように回していきます。

③最初は小さい楕円を作り、やがてだんだん大きな楕円にしていきます。

④その①から③までの動きを6～7回繰り返します。これによって、ねじれたり曲がったりしている腸を正常に戻していくのです。便も大腸の中で右回りに進んでいきますから、あくまで「腸」整体法でも、手は右回りです。

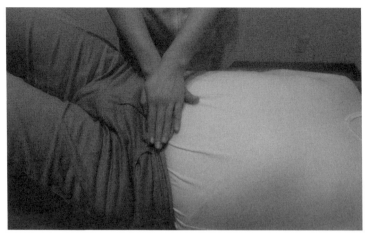

①おへその上に両手を重ねます。

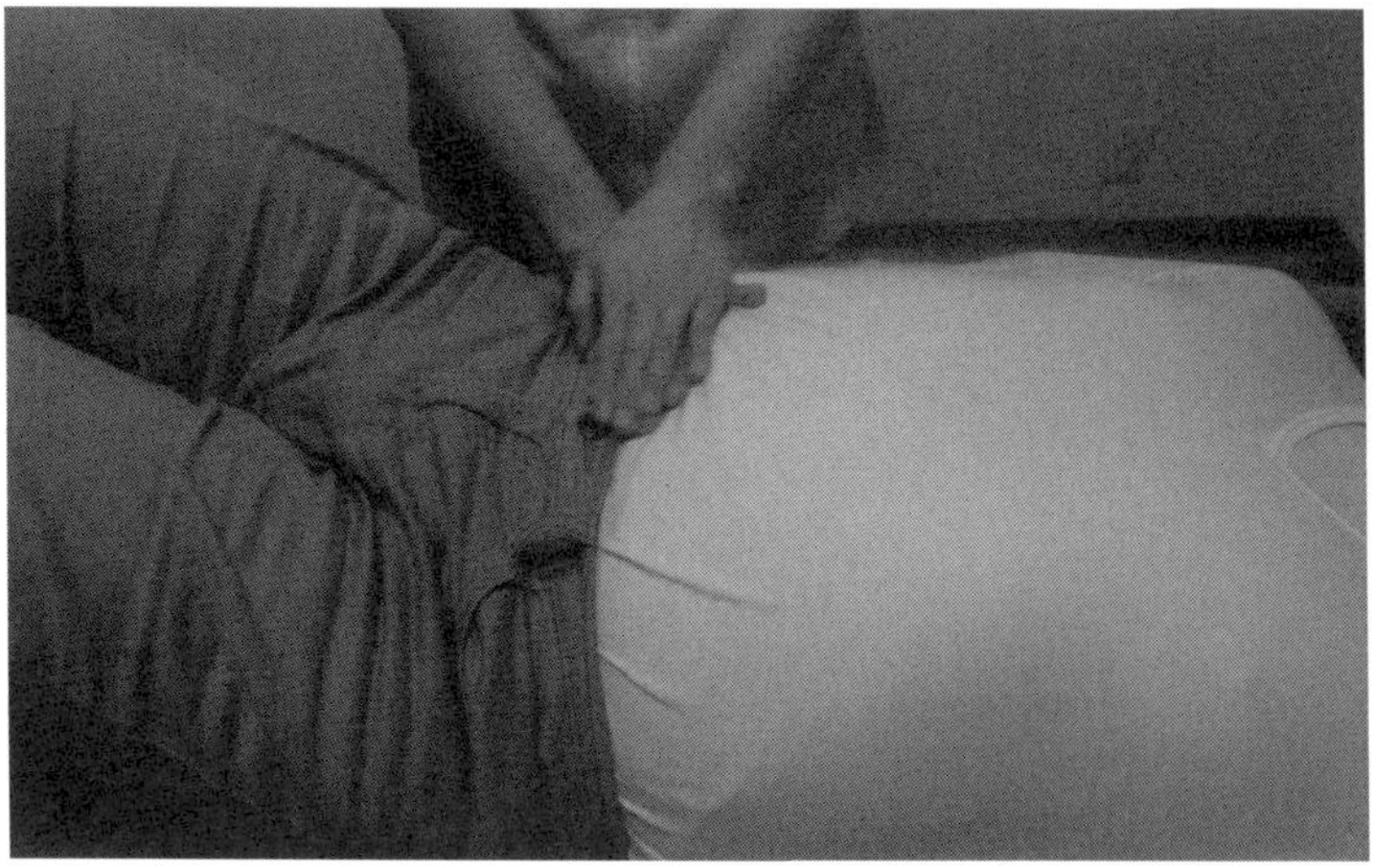

②右回りでゆっくり楕円状に両手を回します。

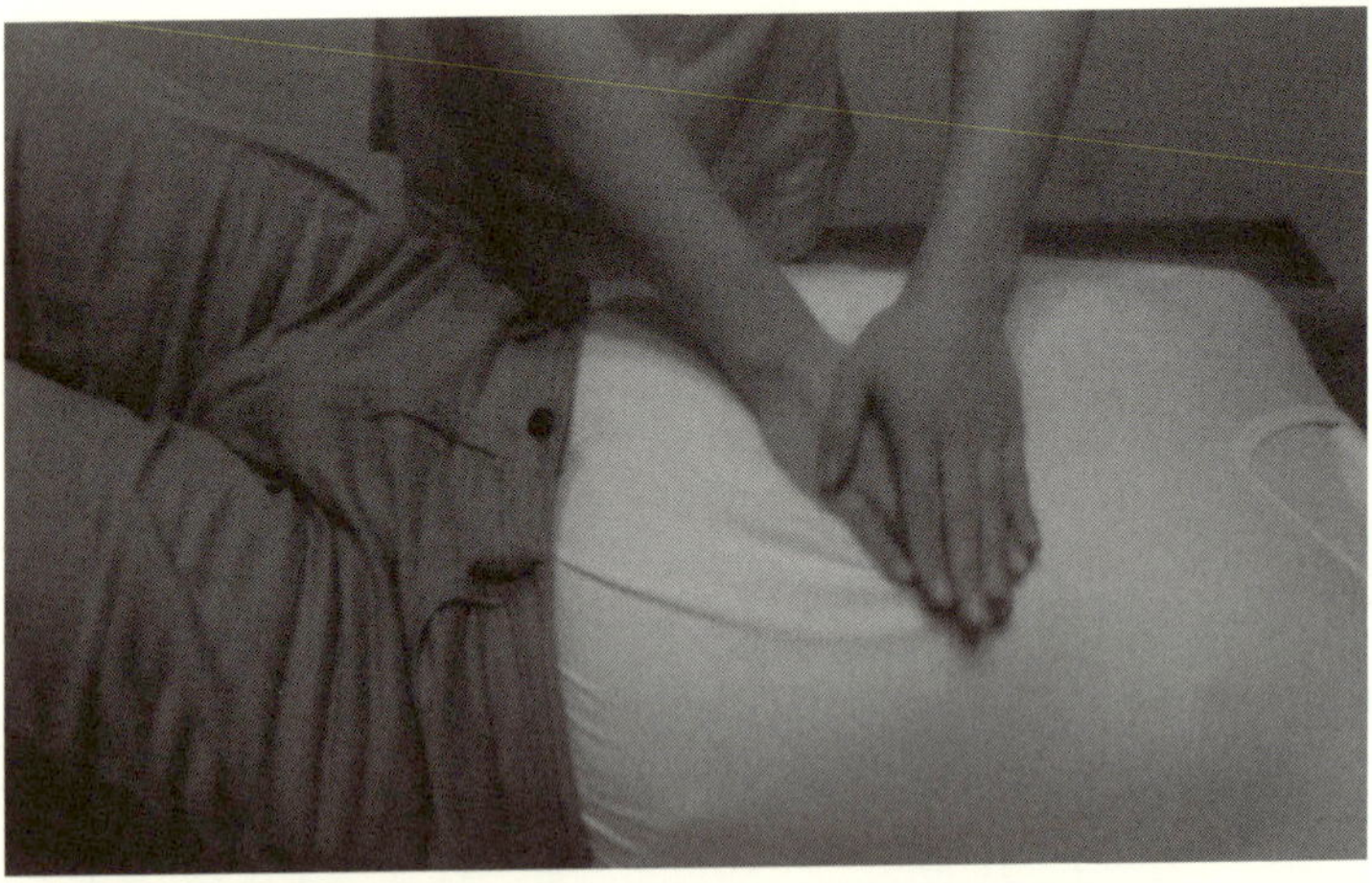

③楕円はだんだん大きくしていきます。

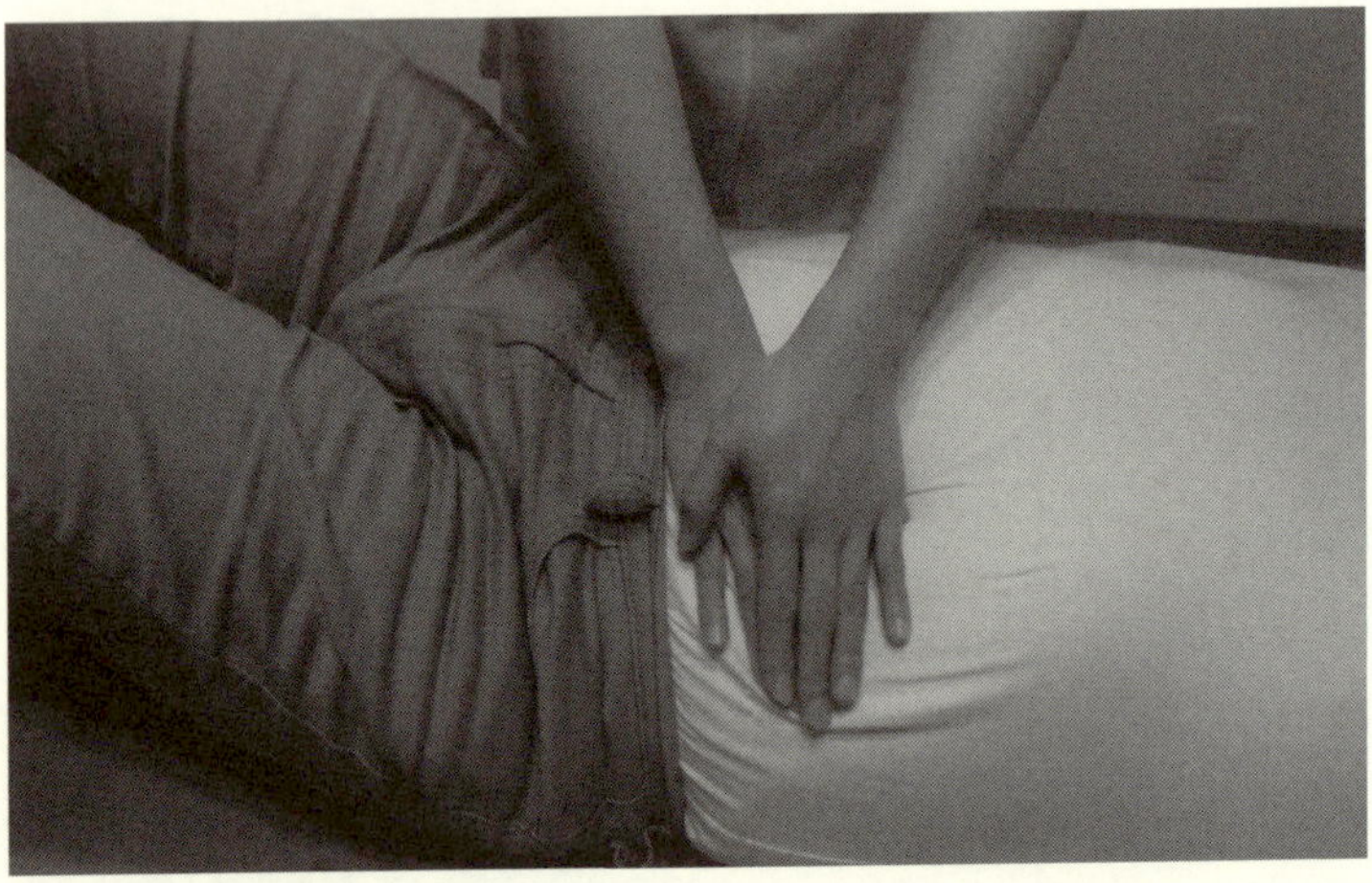

④これを6～7回繰り返します。

便秘予防の「腸」整体は「曲がり角」を

やがて便がたまった大腸は長くて太くなり、ねじれもひどくなって便秘が慢性化していき、ついには腸閉塞にまで発展したりもするとか。

ことに便が通りにくくなっているのが、

①左の腹部にある下行結腸
②下腹の部分あるS字結腸
③左胸の下にある横行結腸と下行結腸とのつなぎ目部分

といった曲がり角のある部分です。

ですから、それらの部分を中心にして「腸」整体法をほどこせば、便秘の多くは軽減されるでしょう。

膵臓の異常や、小腸の最後の部分で大腸に連なる回腸が詰まって起こす便秘も、認知症につながる危険があります。

大腸の構造

（大腸を正面から見た図）

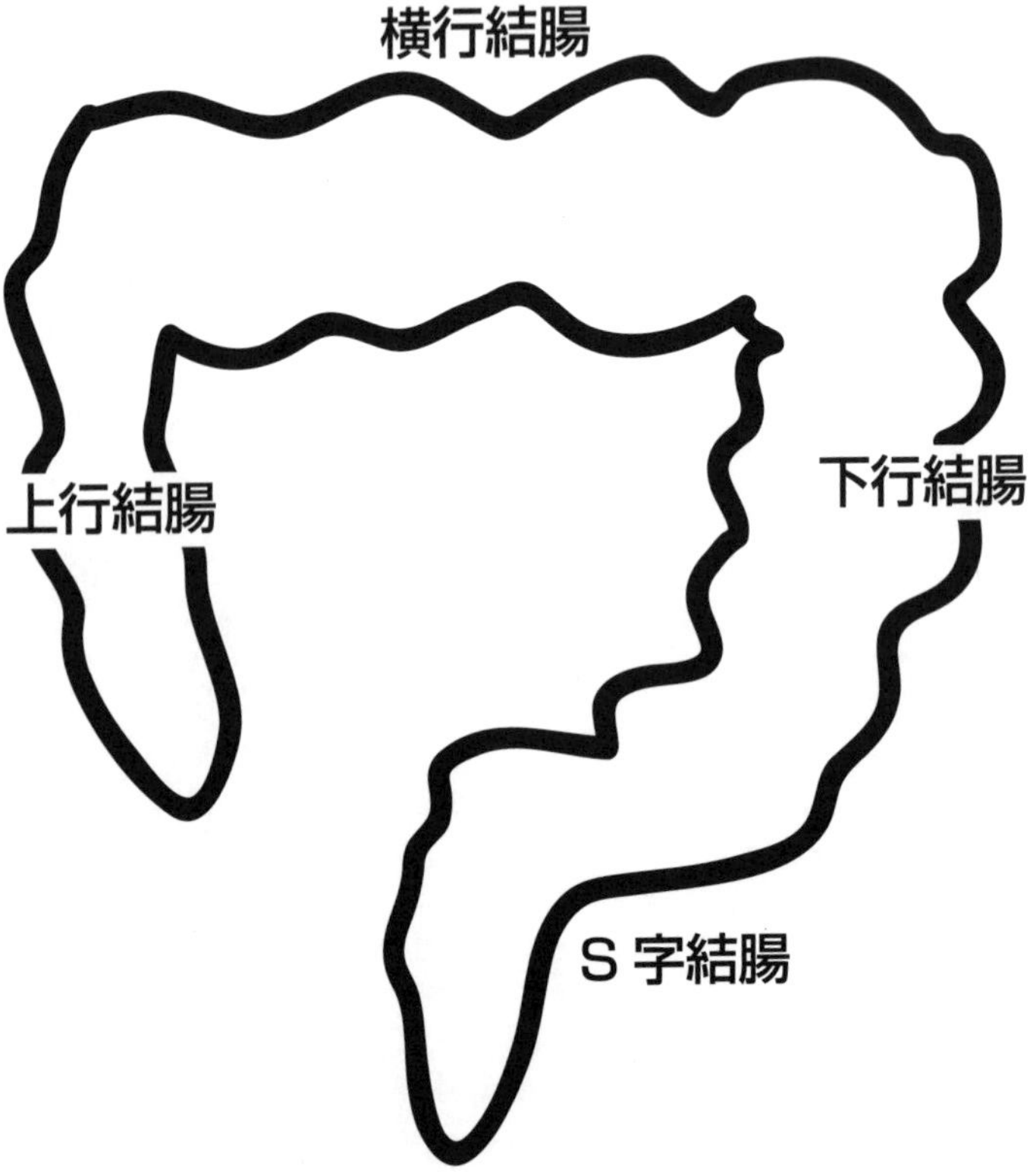

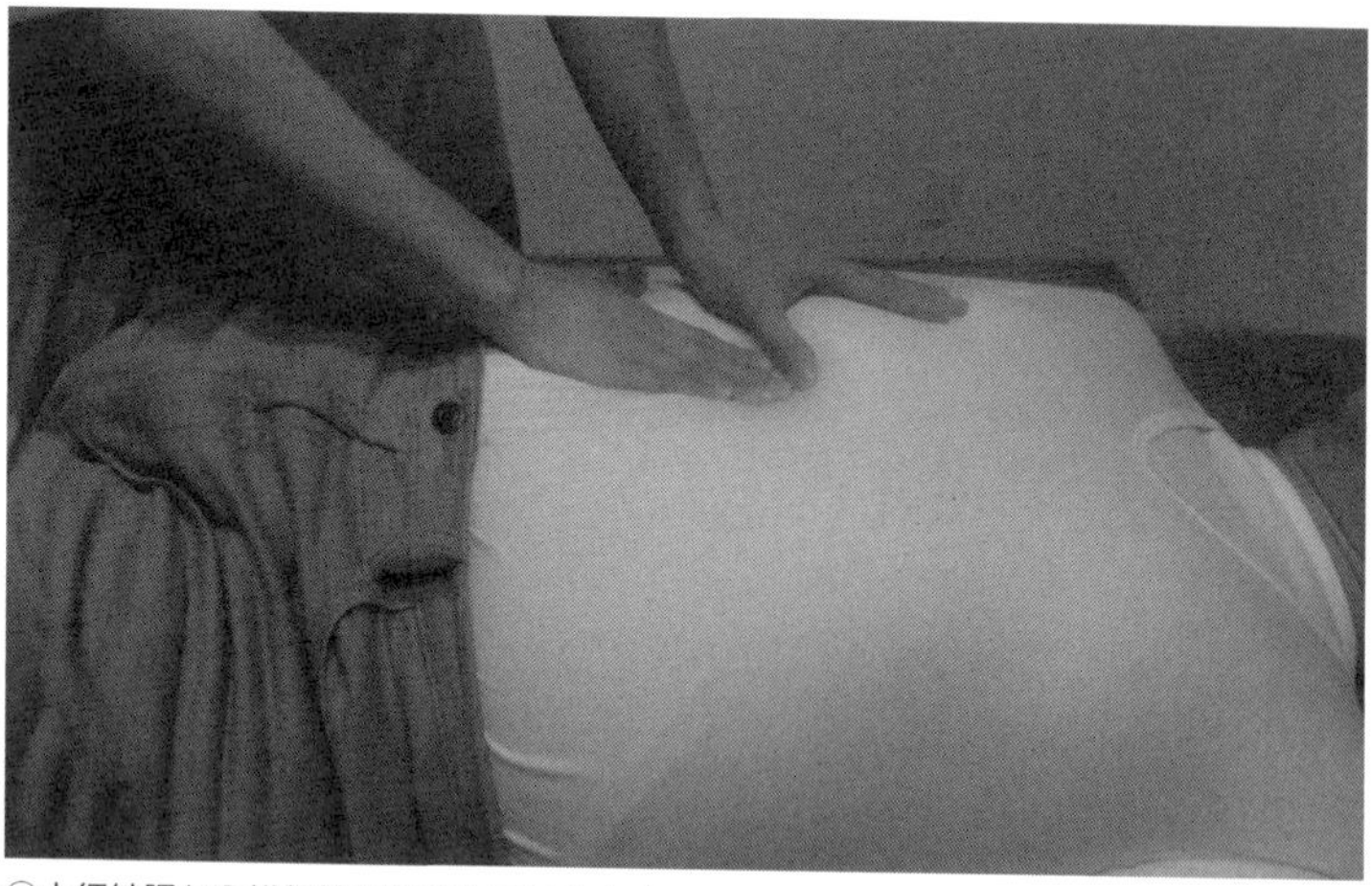

①上行結腸から横行結腸に進んでいきます。

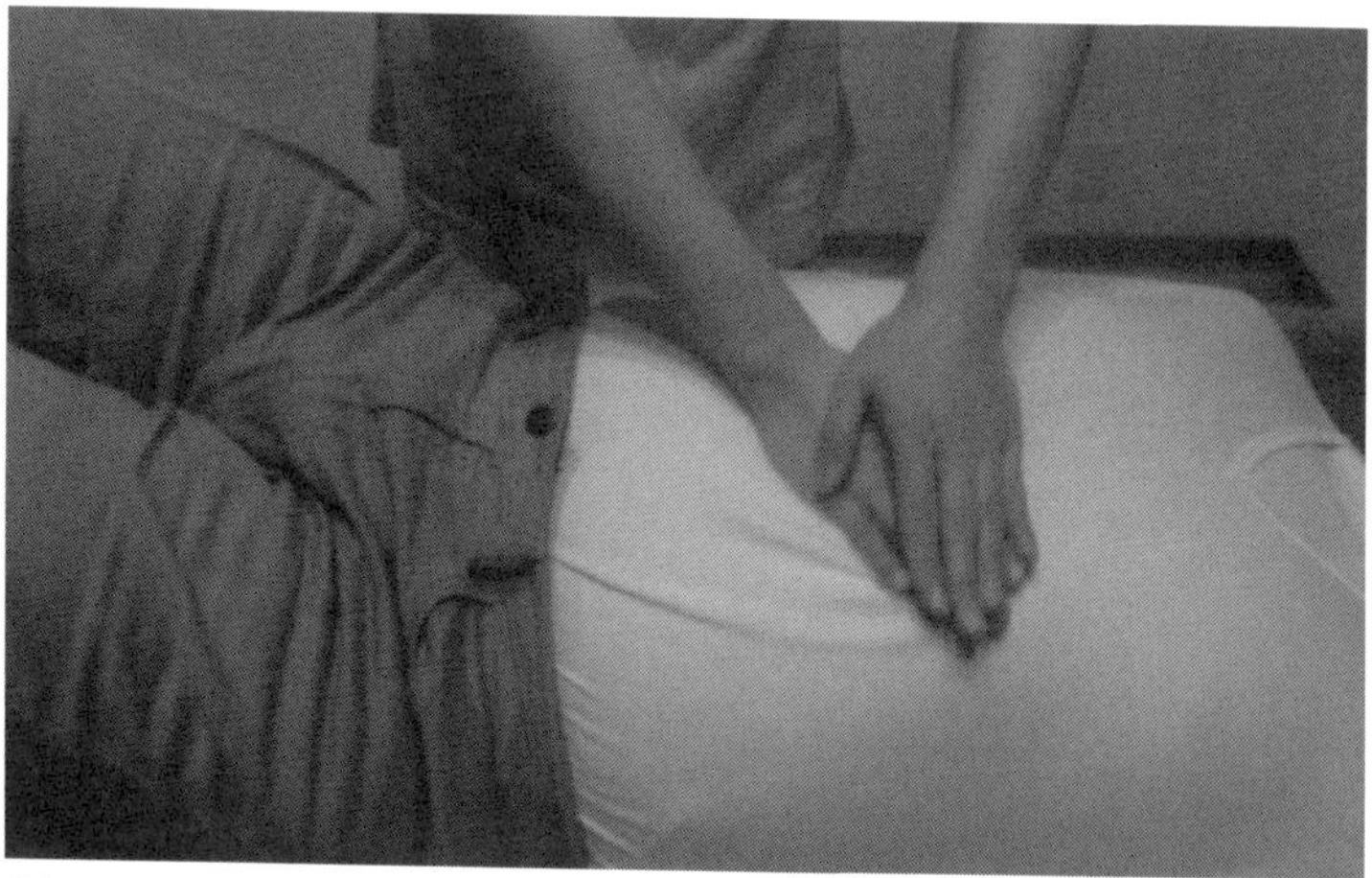

②横行結腸から下行結腸をゆるめていきます。

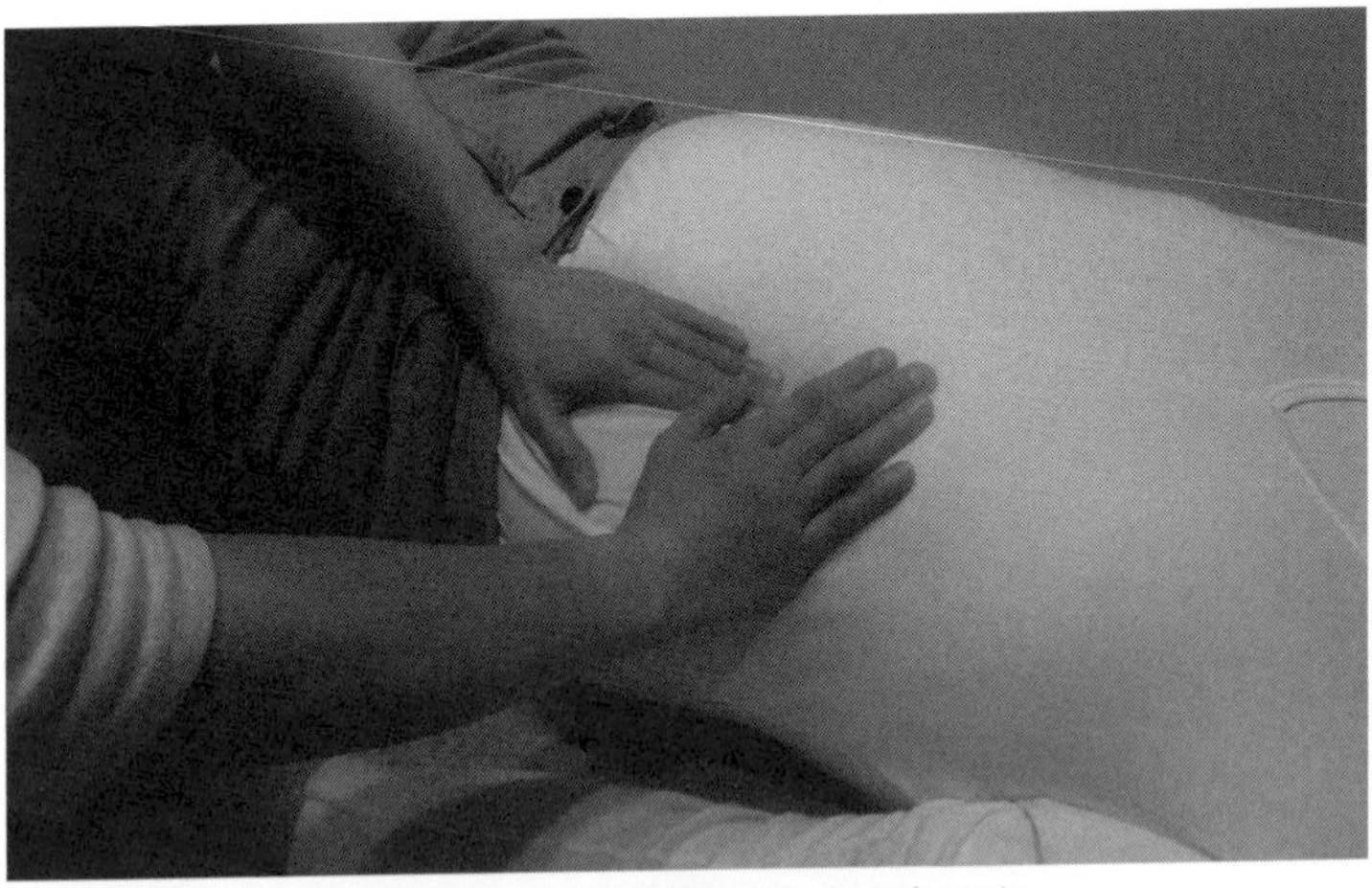

③下行結腸からＳ字結腸のあたりも、便が詰まりやすいポイント。

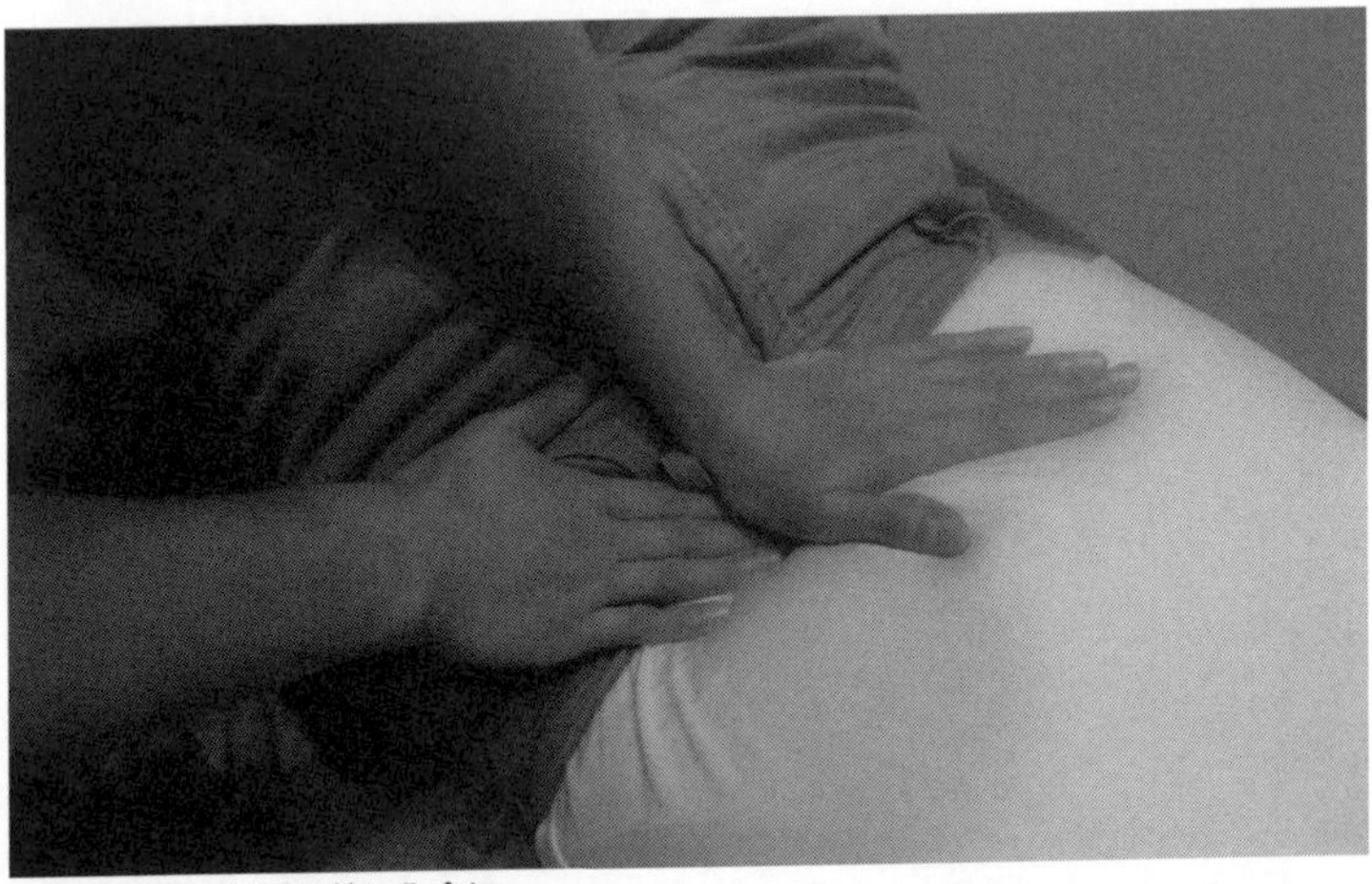

④Ｓ字結腸の付近は特に入念に。

不眠は呼吸を楽にするところから

不眠も辛いですね。

数多くのストレスをためて、眠れない日々が続いたりしたら、ますますそのストレスは増幅していきます。

やがては「心の病」に発展して、高齢者の方であれば、それが直接、認知症につながってしまうケースも少なくありません。

しかし、たとえば睡眠薬を使用して、それで救いになるのでしょうか？

どうしても眠れない人にとっての、一時的な救済法としては役立つでしょう。だが、それが根本的な解決策かといえば疑問はあります。

睡眠薬は、いわば脳の動きを強制的に抑え込むことで強引に休ませているわけで、繰り返し服用していくうちに依存症になる危険もあるし、量もどんどん増やさなくては効かなくなってしまう可能性もあります。

だったら、薬に頼るのではなく、不眠にならない体質を作る方が大切なのではないか？

まずは体質改善。

体質そのものが治らなければ、どんな状況であってもやがて不眠は再発するでしょう。

それも、キーになるのはまず、腸を中心としたお腹回りです。脳だけが休んでいても、お腹の血流がよく、楽に呼吸ができる状態になっていなければ、安眠はまず得られません。

その点で、腸の働きを抑制する睡眠薬は、使いすぎると体質改善の障害になることもあります。

まずはお腹をあたため、スムーズな呼吸が出来るように横隔膜や大胸筋をゆるめましょう。

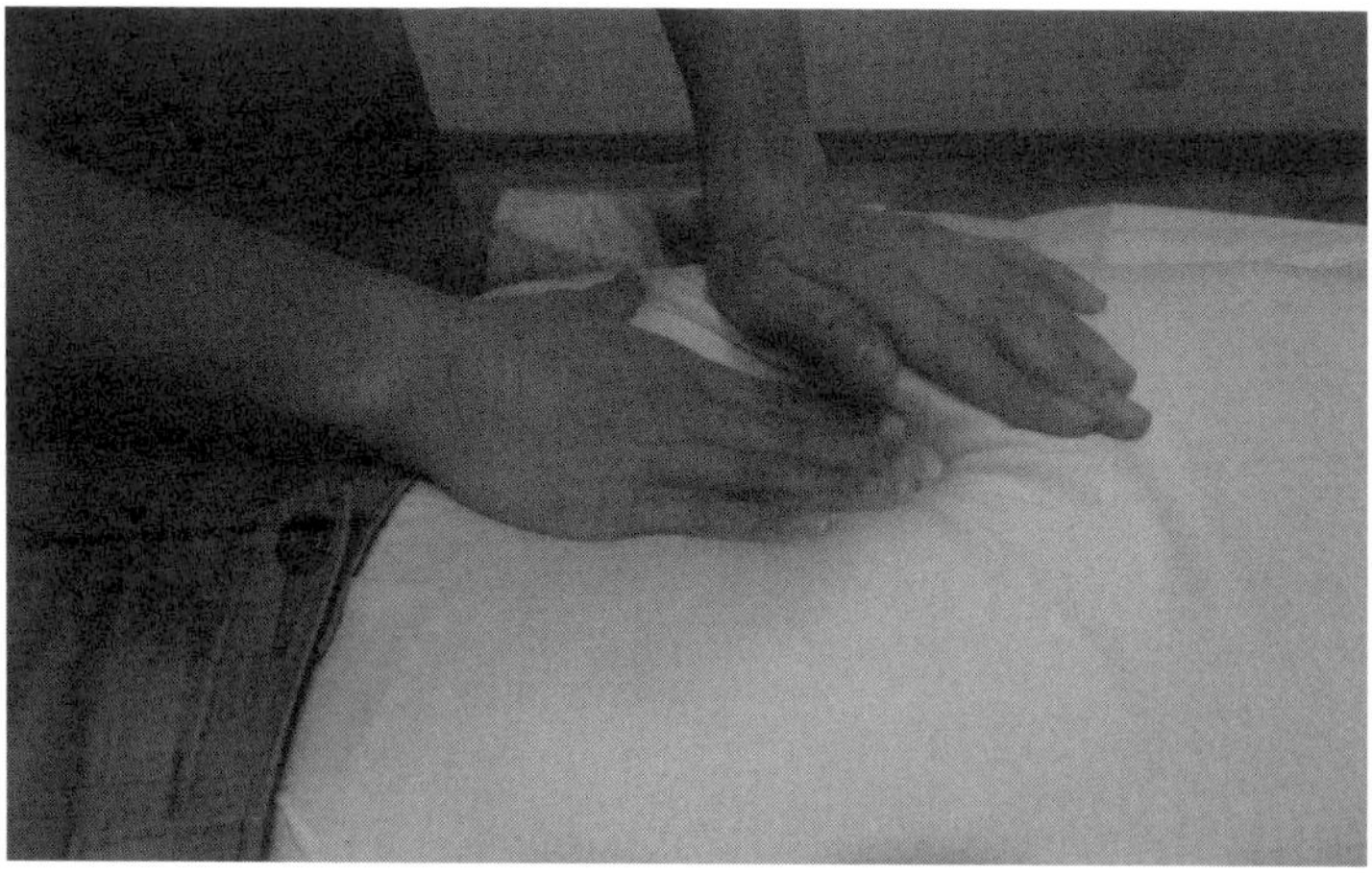

①お腹をあたため、血流をよくします。

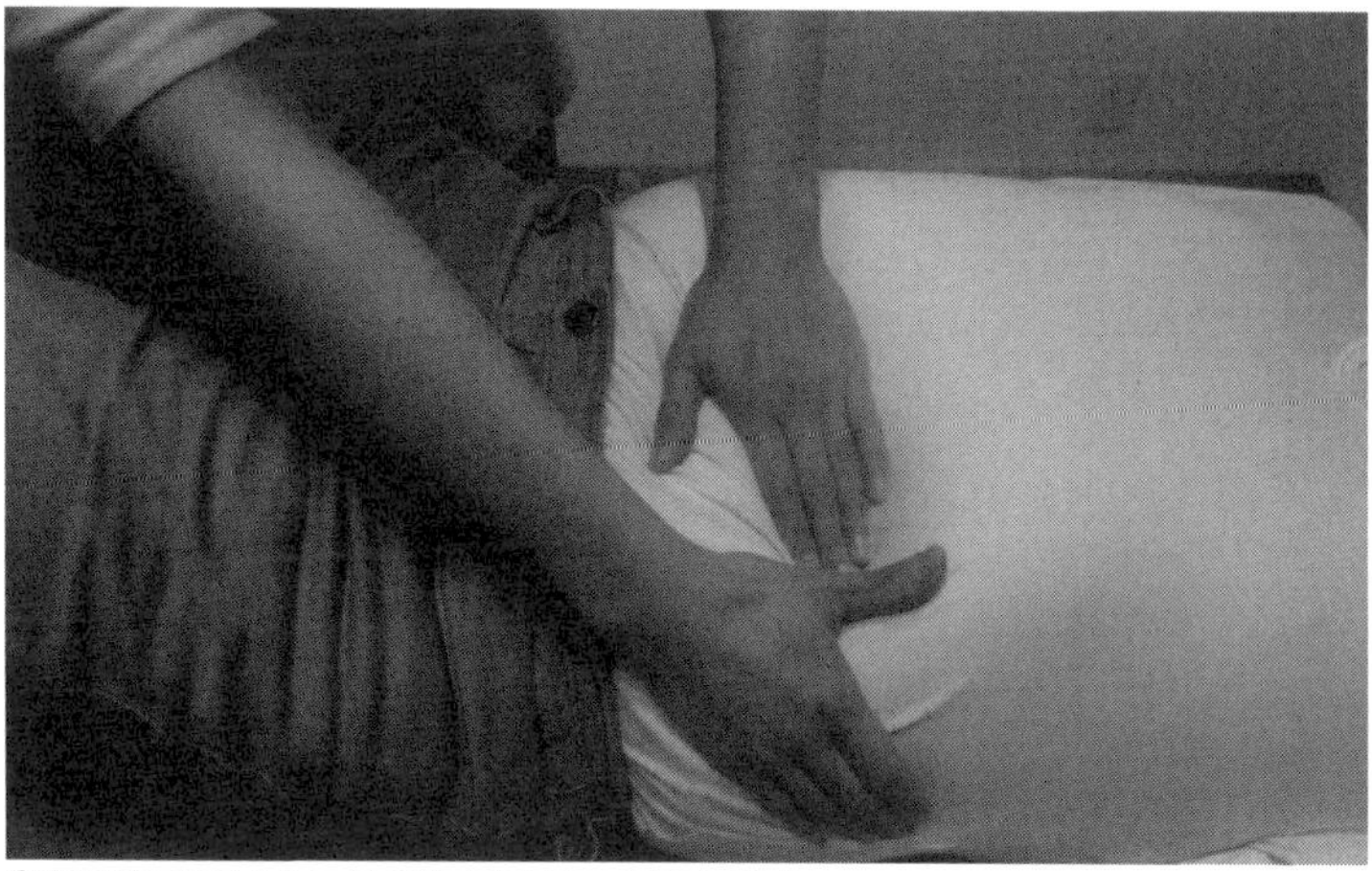

②横隔膜をゆるめて、その動きをスムーズにします。

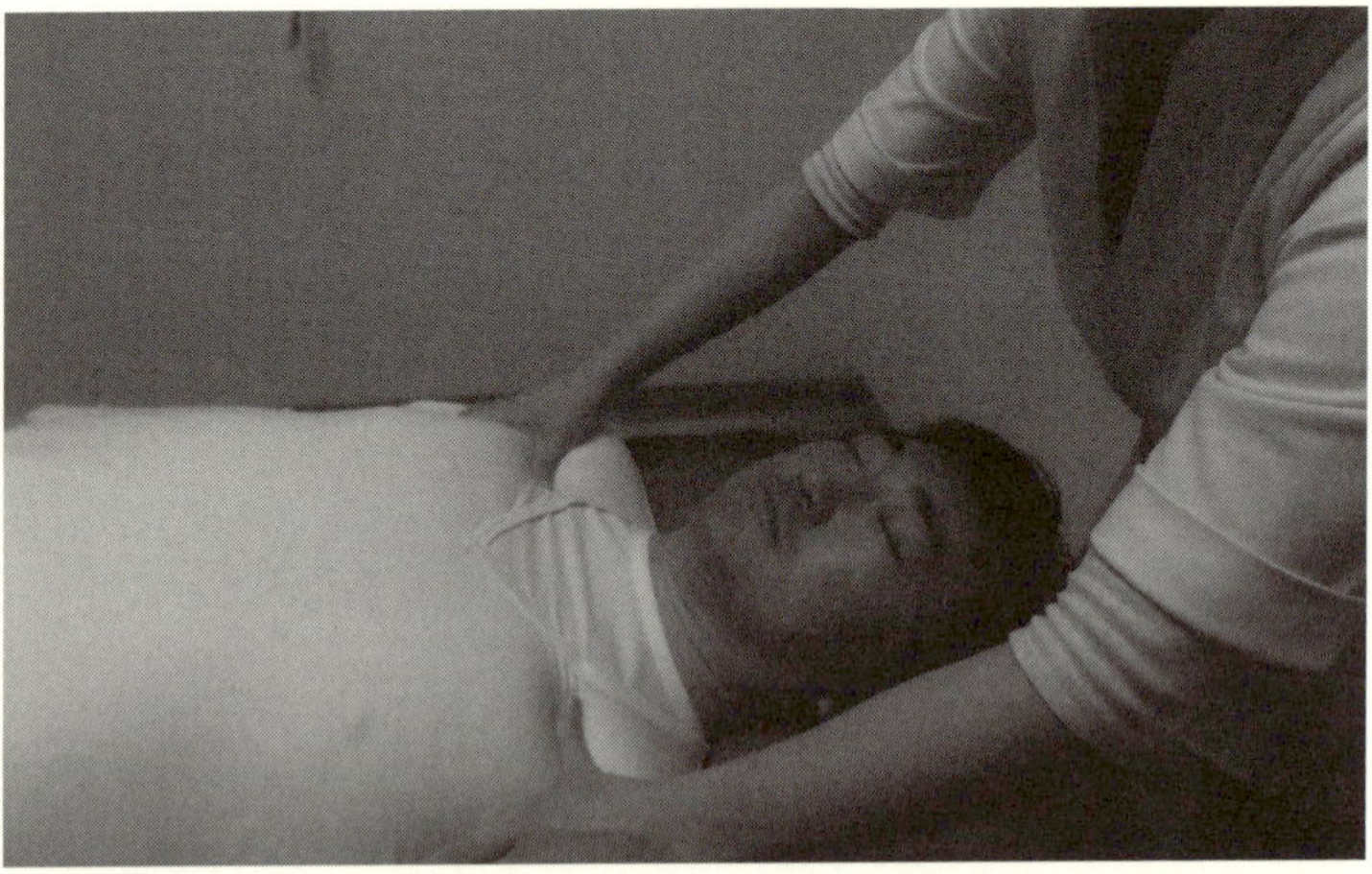

大胸筋や鎖骨をゆるめて、動きをスムーズにします。

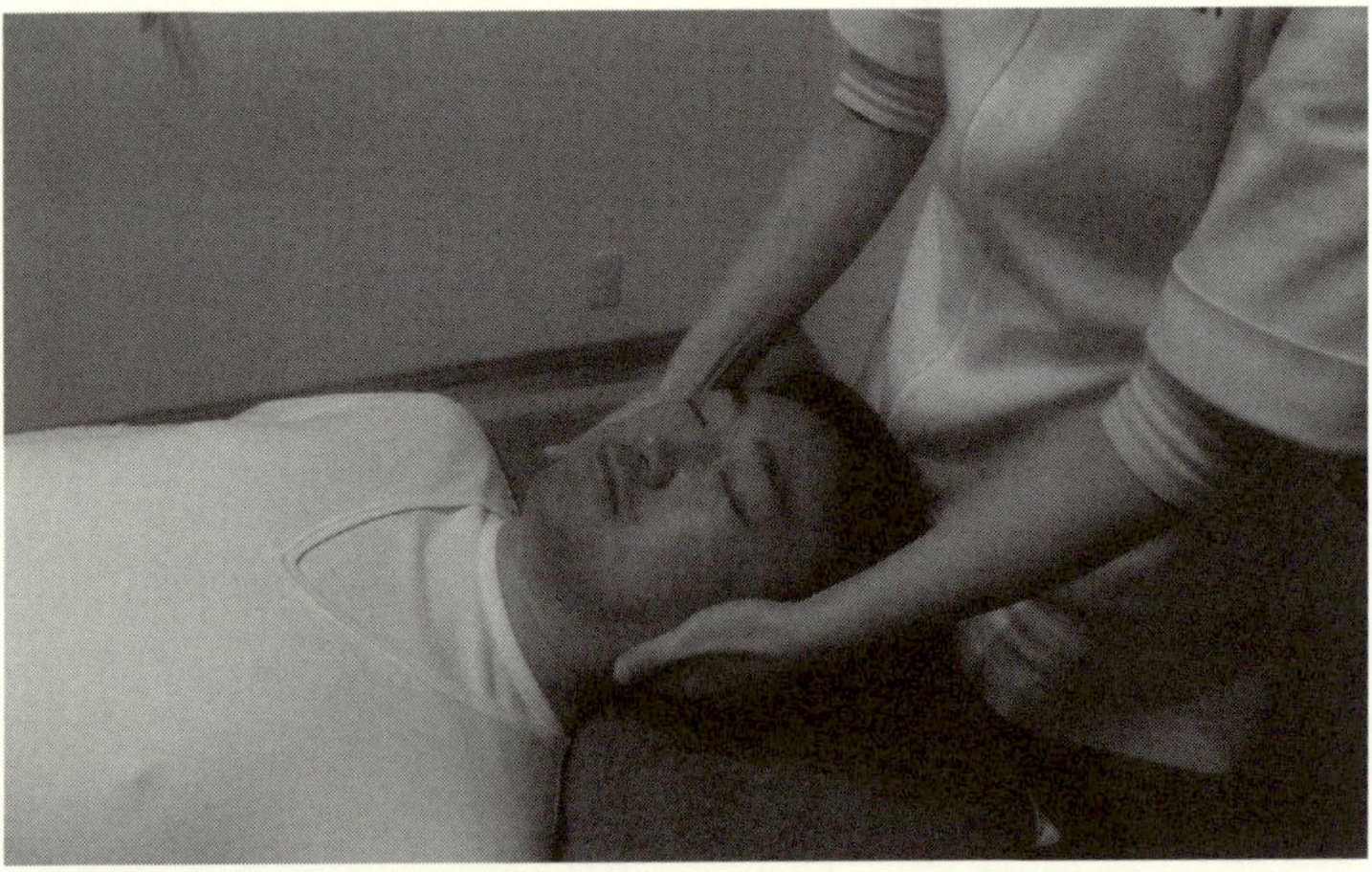

首筋と頭の血流をすっきりさせます。

第四章　腰、膝、骨を丈夫にして「寝たきり」を防ぐ「腸」整体法

寝たきりの危険は、腰からやってくる

認知症に続いては「寝たきり」です。

さて、人が寝たきりになる原因は何だと思いますか？

誰もがまず思い浮かべるのが、脳梗塞や脳出血をはじめとした脳血管の疾患でしょう。たくさんの神経細胞が集まり、部位ごとの役割が細かく決まっている脳はとてもデリケートです。血管の一部が詰まったり、破裂したりして、そこが担当していた機能が失われ、体が自由にならなくなって寝たきりに進行するわけです。

また、寝たきりになる原因が認知症、という事例もとても多い。

当初は時間や場所の感覚がわからなくなって徘徊などの行動を起こす認知症患者の方も、やがて症状が進むと体を動かす機能が衰えて、寝たきり状態になっていきます。

初期であっても、徘徊中に交通事故にあったり、うっかり転倒して骨折したり、ベッドから転落してケガをしたりなどで、寝たきりになる例も少なくありません。だいたい認知症患者は一般高齢者と比べて、転倒の危険が3倍以上はある、ともいわれてい

ます。

いや、一般高齢者にとっても、転倒、骨折は寝たきりにつながる恐ろしい要因です。ことに大腿部、つまり太ももの付け根、股関節にある骨の骨折は、歩けない期間が長くなり、その間の筋力の低下でついには一日ずっと立ち上がれないまま過ごすようになってしまいがちです。

高齢者は揃って加齢のために骨がもろくなっています。ですから、折れやすい上に、治療も若いころに比べて時間もかかります。

たとえ転倒で骨折を免れても、一度転倒すると、それが恐怖となって、歩くのを避けるようになる高齢者もいます。こうして運動不足状態になると、また、やむなく歩いた際には転倒の確率が高くなる、といった悪循環に陥ります。

90歳、100歳と生き抜いてきて、体の衰弱によって寝たきり状態になるのは、ある程度、やむを得ないところもあります。しかし、脳血管疾患や認知症、転倒、骨折などならば、十分に「腸」整体法によって予防もできる、と私は考えているのです。

認知症については前の章で触れましたし、脳血管疾患については、前の章の、血をサラサラにしてくれる「腸」整体法の基本的施術が有効です。

となると、問題となってくるのは、転倒や骨折など、要するに運動能力を失って寝たきりになっていくケースです。

実は、その予防のために注目しなくてはいけない、大切な部位があります。「腰」です。

腰痛は膝や股関節にまで影響を与える

どうも脳血管の疾患などは、直接、寝たきりに結びつきやすいのに対し、腰痛はすぐにはそうはならないため、あまり寝たきりの要因としては意識されてはいないようです。

だが、冷静に考え直してみたら、これだけ、人間が立って生活をするのに大事な箇所はありません。

人間が他の動物と際立って違うのは、二本足で行動することです。そのために歩いたり、上半身を自在に動かしたりするため「要」ともいえる位置にいるのが腰であり、腰痛がひどくなると、体全体の自由がきかなくなったあげく、ついにはベットから起き上がれないようにもなります。

高齢者の方ともなれば、腰痛が悪化すると治療もままならなくなり、起き上がるのを諦めてしまう例もよくあります。

腰痛は、腰だけにとどまりません。

腰痛が原因で歩かなくなると、まず手足の筋肉はどんどん衰えていきます。すると今度は、腰だけでなく膝や股関節にまで影響が出てくるのです。

何よりもまず、膝、股関節の機能が低下していけば、さまざまなトラブルが生じます。代表的なものが、変形性関節症です。

体の関節とは、骨と骨とを連結させている部分であり、肩、肘、腰、手足、あらゆるところにあります。そしてそのつなぎ目のところを「軟骨」が覆っていて、関節のクッション役となって、滑らかに動けるようにしているわけです。

腰痛もまずはお腹から

たとえ腰痛の患者さんでも、私の「腸」整体法では、最初はお腹から施術が始まります。

それというのも、へその位置が、ちょうど通常5本ある腰骨の真ん中の3本目とほぼ同じ高さであり、腰痛で困っている方は、だいたいへそから下の筋肉にシコリがあったり硬くなったりしているためです。腰痛の出る場所も、主に腰骨の、下の2本であり、つまりは、腰を支えるお腹の筋肉をゆるめてあげれば、腰骨もゆるんでリラックスできるわけですね。

私も、腰痛で苦しんでいる方を、お腹を施術しただけでスッキリさせられたことが何度となくあります。かえって、腰部を直接施術するよりも、お腹をゆるめて、神経を通じて腰部を刺激する方が効果が上がるのではないか、と思うほどです。横隔膜も、腰を支える大事な部位で、ゆるめておきましょう。

お腹まわりといっても、仰向けのおへそ近辺だけではなく、腰を支える腹斜筋、大腰筋についても、しっかりとゆるめておくのも必要です。

腰痛にもまず、椎体と椎体の間にある椎間板が飛び出してしまう椎間板ヘルニア、腰から足の指先まで伸びる神経が圧迫されたりして起こる坐骨神経痛、腰の関節に無理な力が加わって捻挫を起こすぎっくり腰、加齢などによって背骨の後ろ側にある神経の通り道が狭くなって起きる脊柱管狭窄症などをはじめとして、さまざまな原因があります。

厳密に言えば、それぞれ、施術法も微妙に違ってくるのですが、まず、その予防としてご夫婦でされるのなら、そこまで難しい内容を覚えなくてもいいでしょう。

①お腹、横隔膜をゆるめることで、腰骨もリラックスさせる。

②腹斜筋をゆるめる。

③大腰筋や、腰を支える股関節などにもアプローチ。

この3つをやった上で、ごく軽く腰部そのものもゆるめてみたらいいのではないでしょうか。

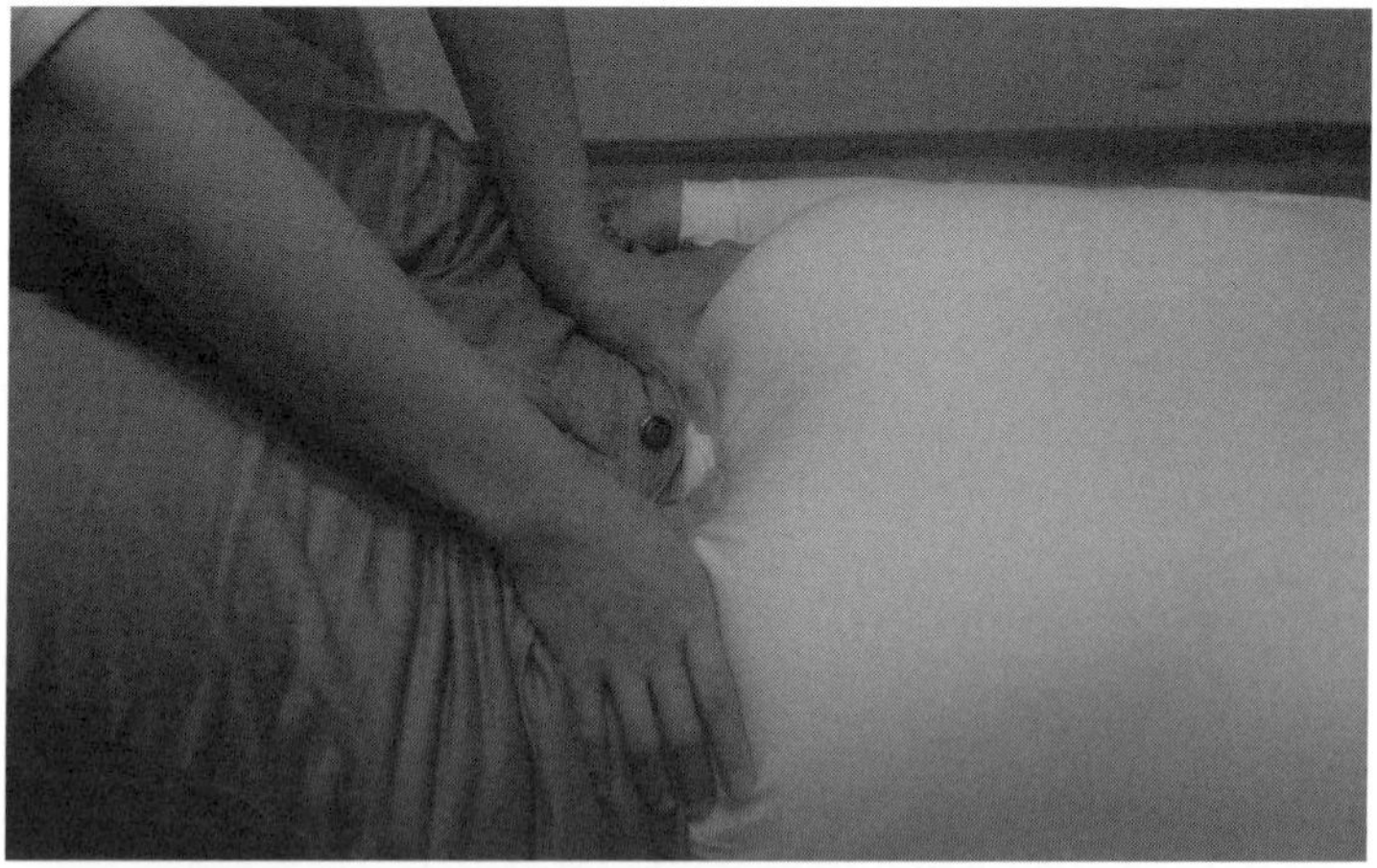

①お腹、横隔膜へのアプローチで、腸骨をゆるめます。

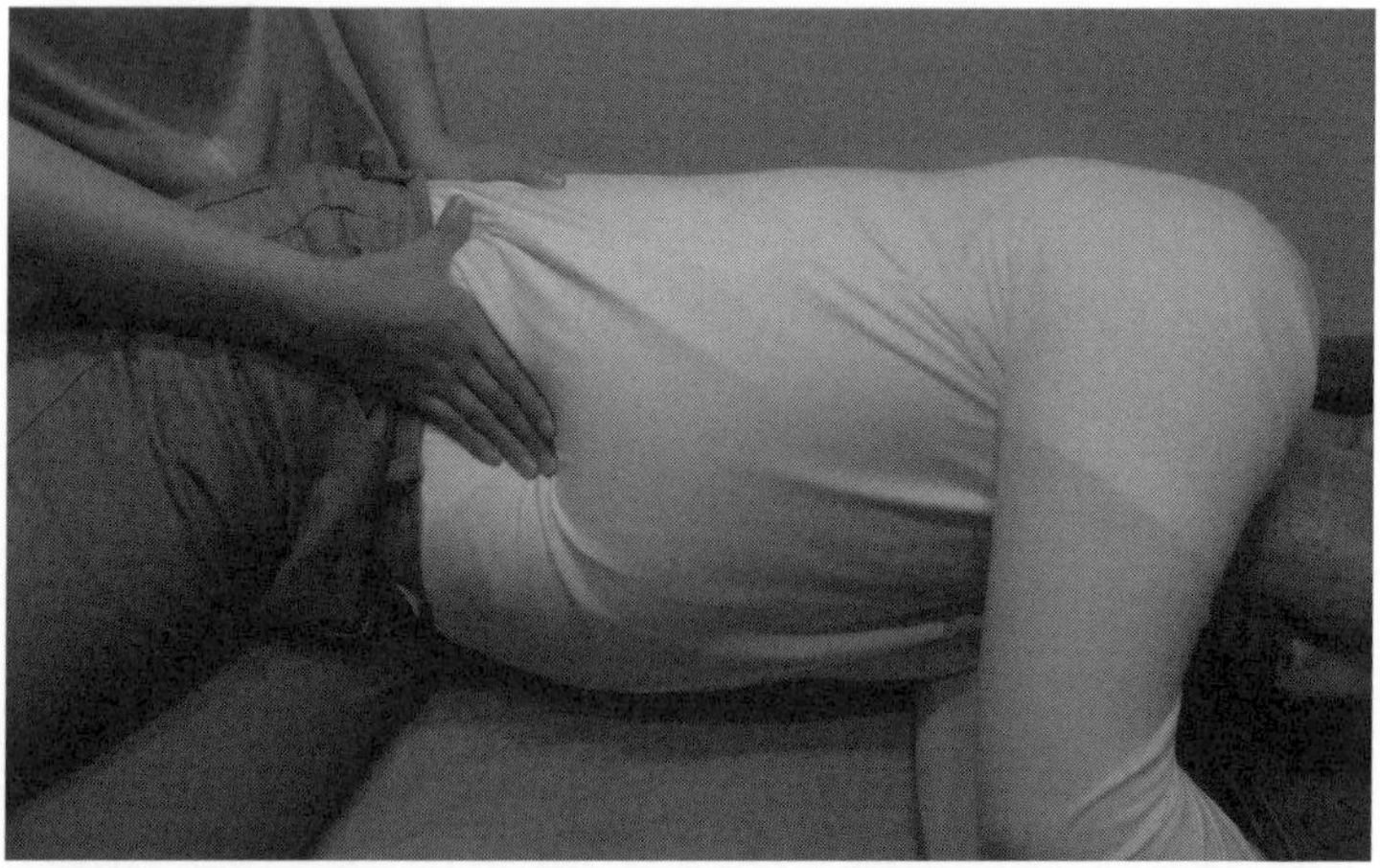

②腹斜筋へアプローチ。

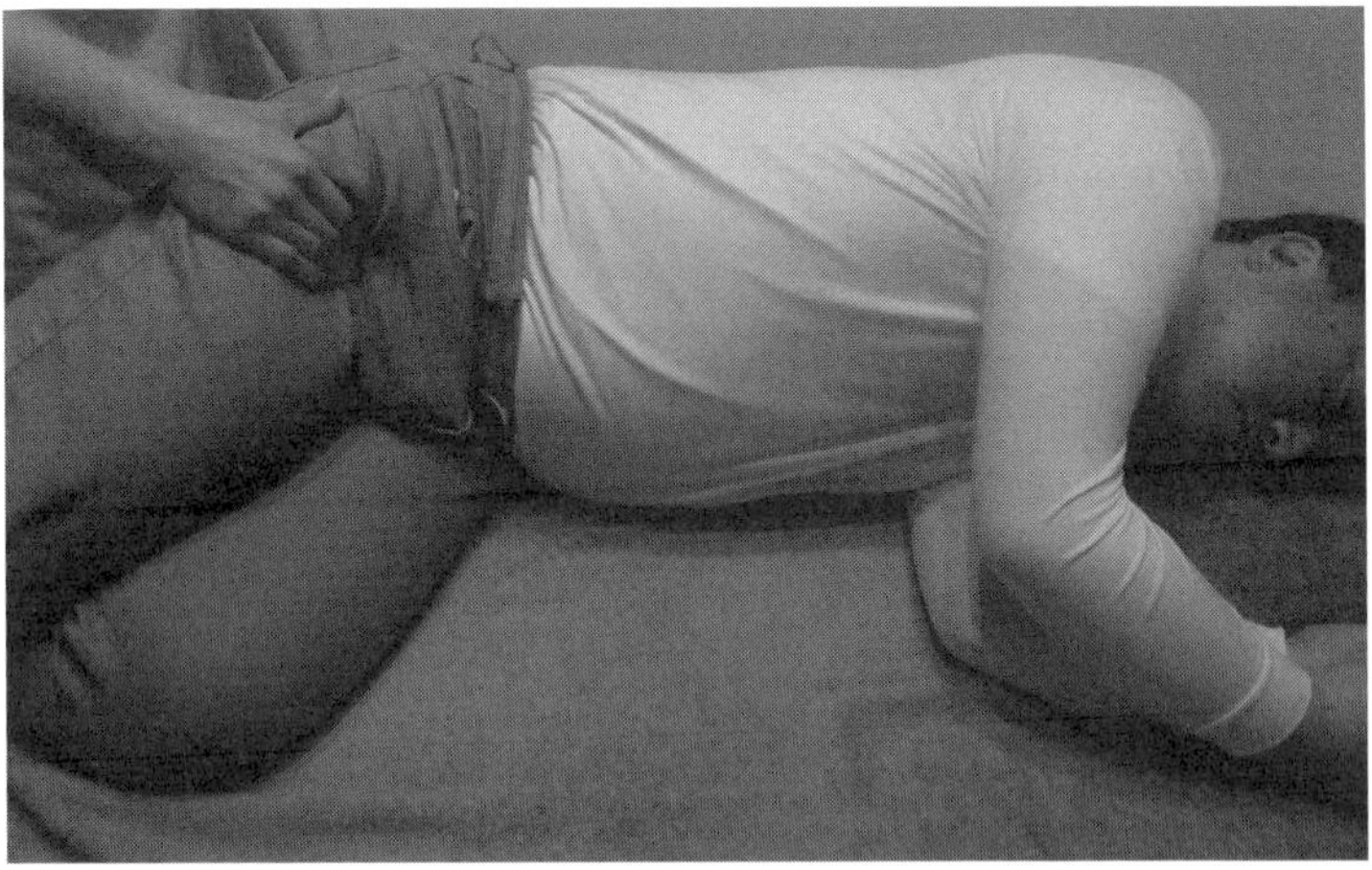

③大腰筋や股関節へもアプローチ。

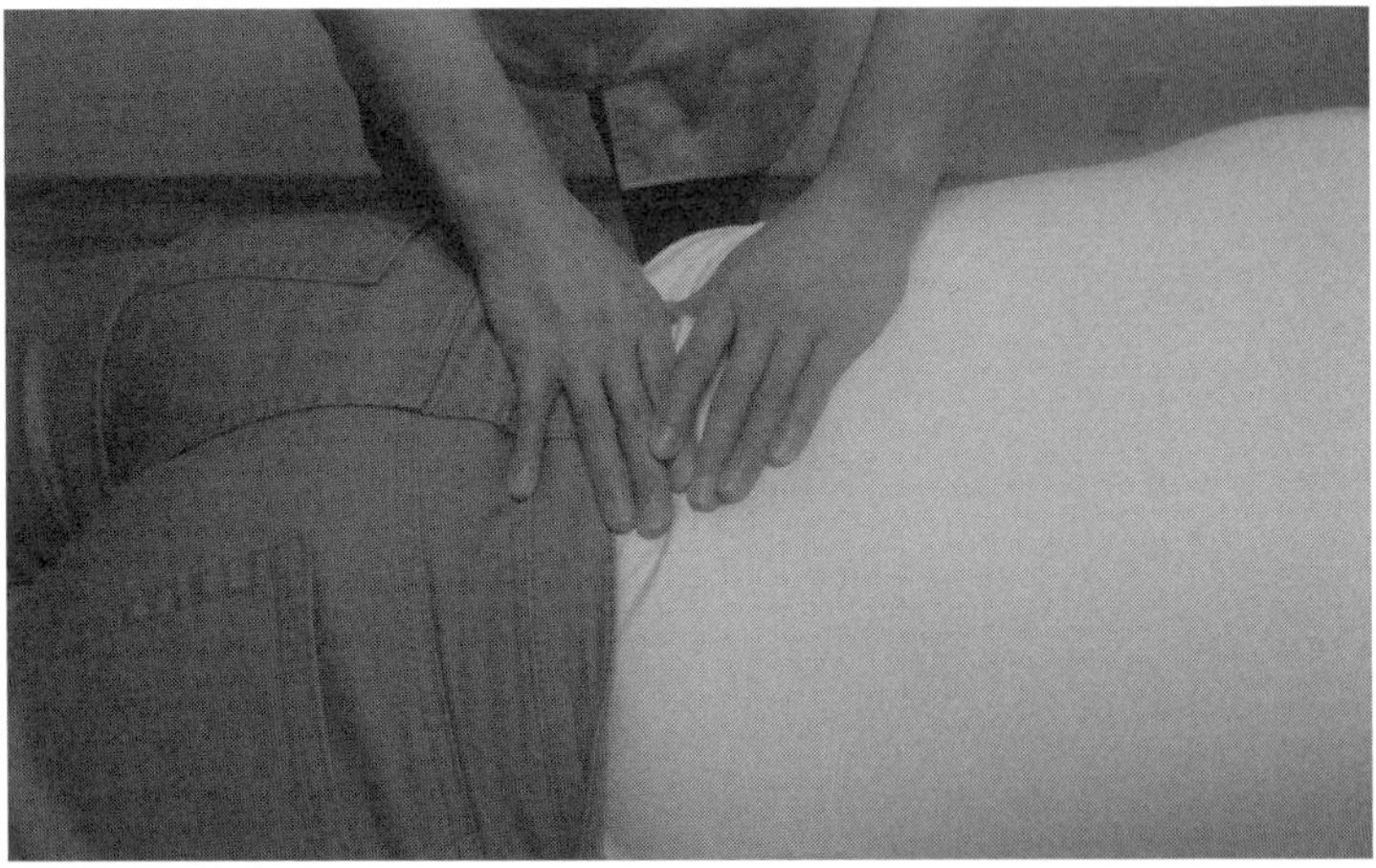

④腰部への施術はごく軽く。

膝や股関節を強化してくれる「腸」整体

膝や股関節のトラブルや、それを原因にした転倒などによって、寝たきりになるケースが多いのはすでに書きましたね。

それらの部位を強化させるためには、まず日ごろから運動を習慣づけてましょう。腰や膝に負担がかかる「太りすぎ」にならないような努力も大切でしょう。

ただ、「腸」整体法の中にも、膝や股関節をリラックスさせて、スムーズに動けるようにサポートしてくれる施術法があります。

これは、私の長年の経験によって気づいたのですが、なぜか膝などにトラブルを抱えている方は、へその下側の左右が硬くなっているケースがとても多い。おそらく神経によって、膝とその部位とが何らかの形でつながっているのでしょう。

ですから、まずは入念に、そのへそ下をさすり、ゆるめていきます。その上で、膝下の関節や、脚の指へのアプローチ、くるぶしへのアプローチを行います。お腹をゆるめずに膝下に行くよりも、ずっと高い効果があらわれます。

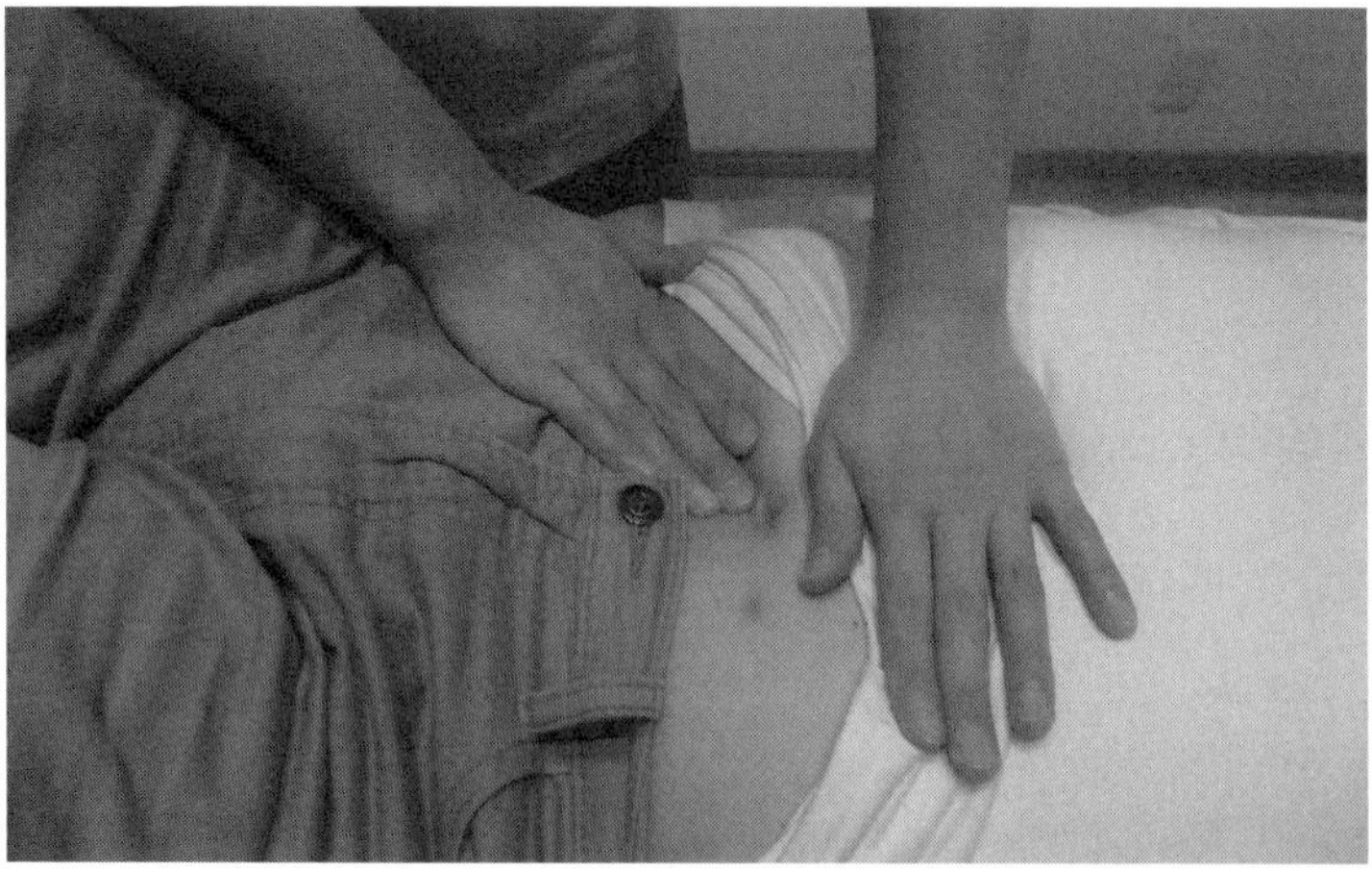

①へそ下を入念にゆるめます。これが膝や股関節をほぐす効果があります。

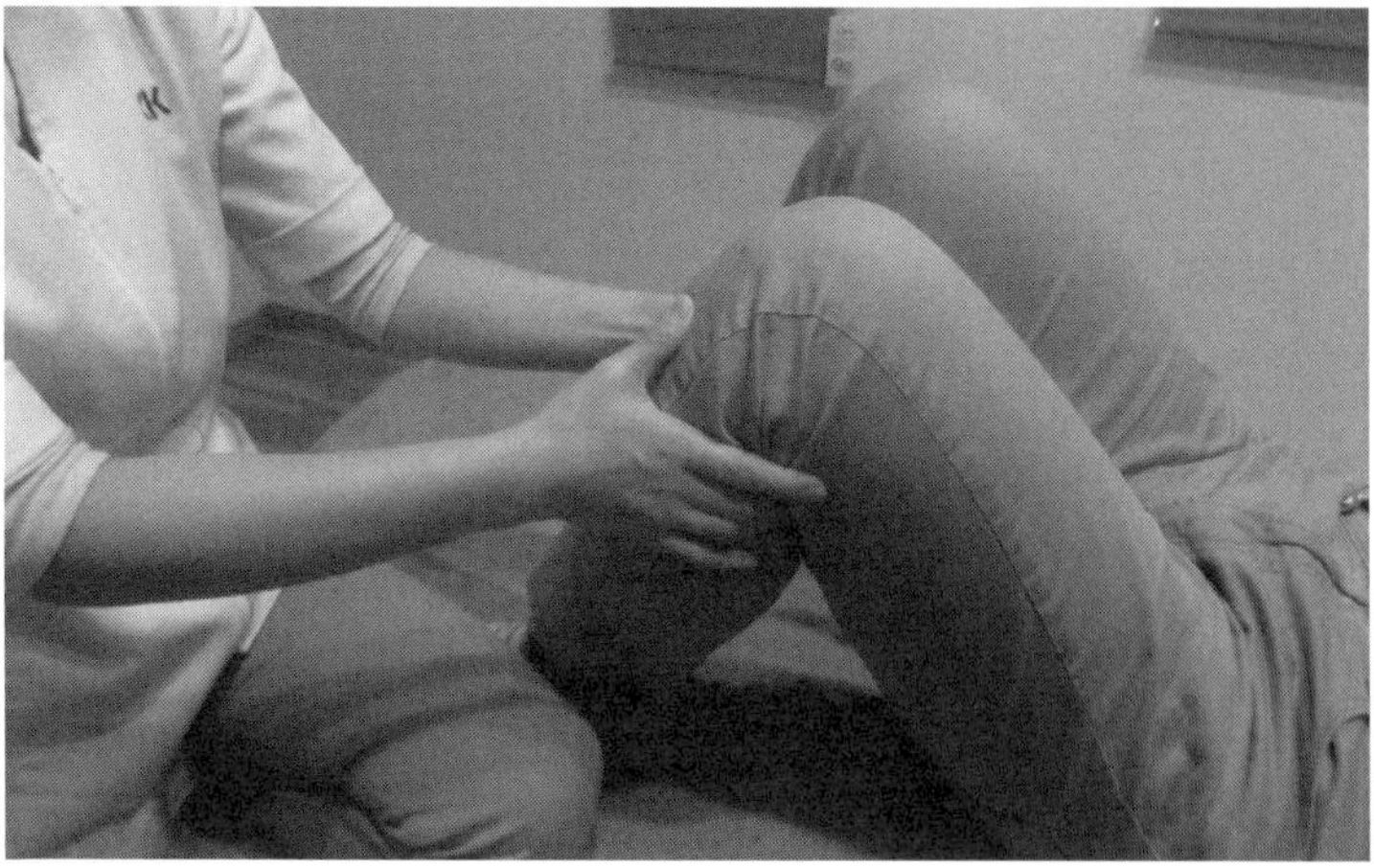

②膝下関節へのアプローチ。

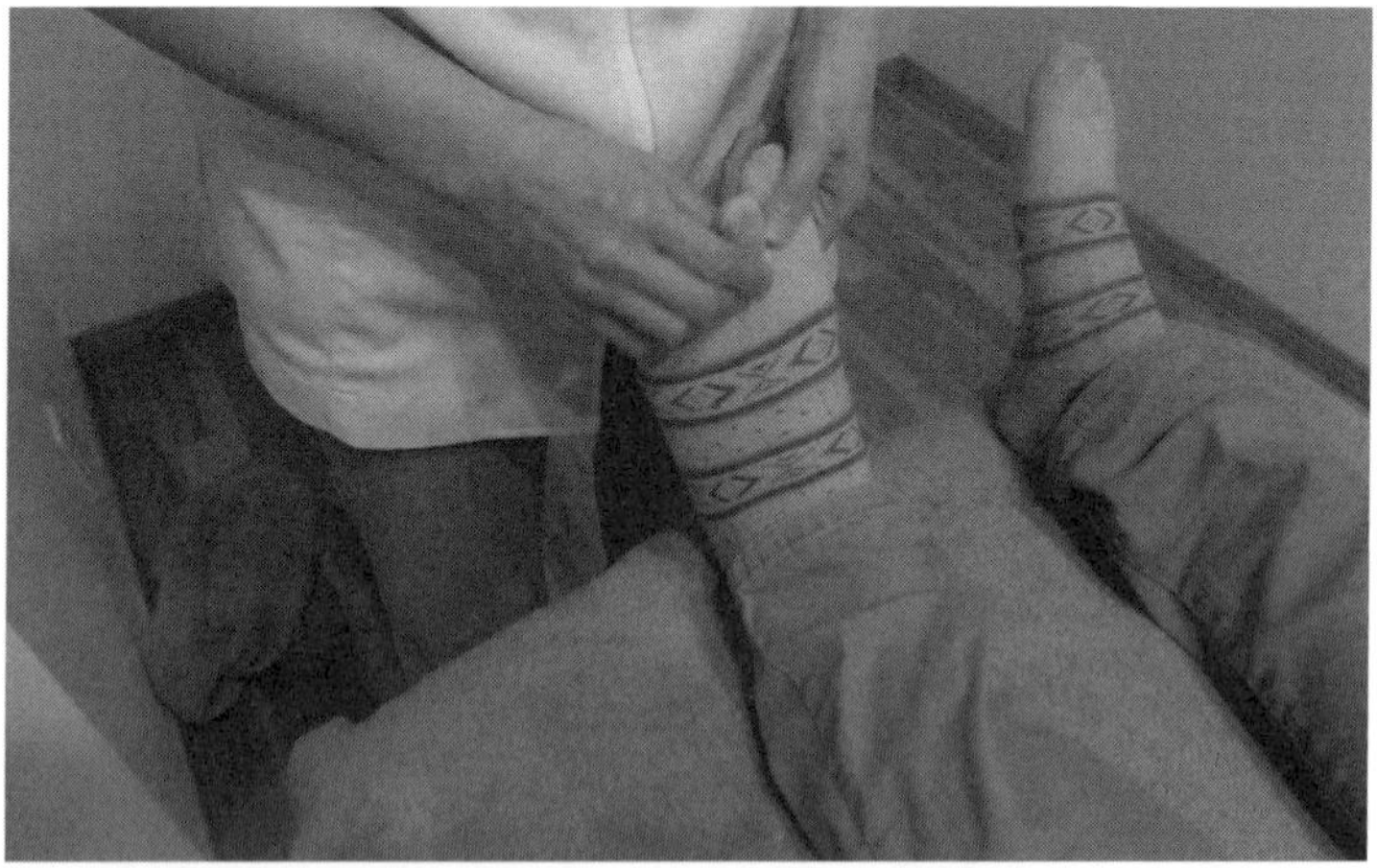

③足の指に刺激を与えます。

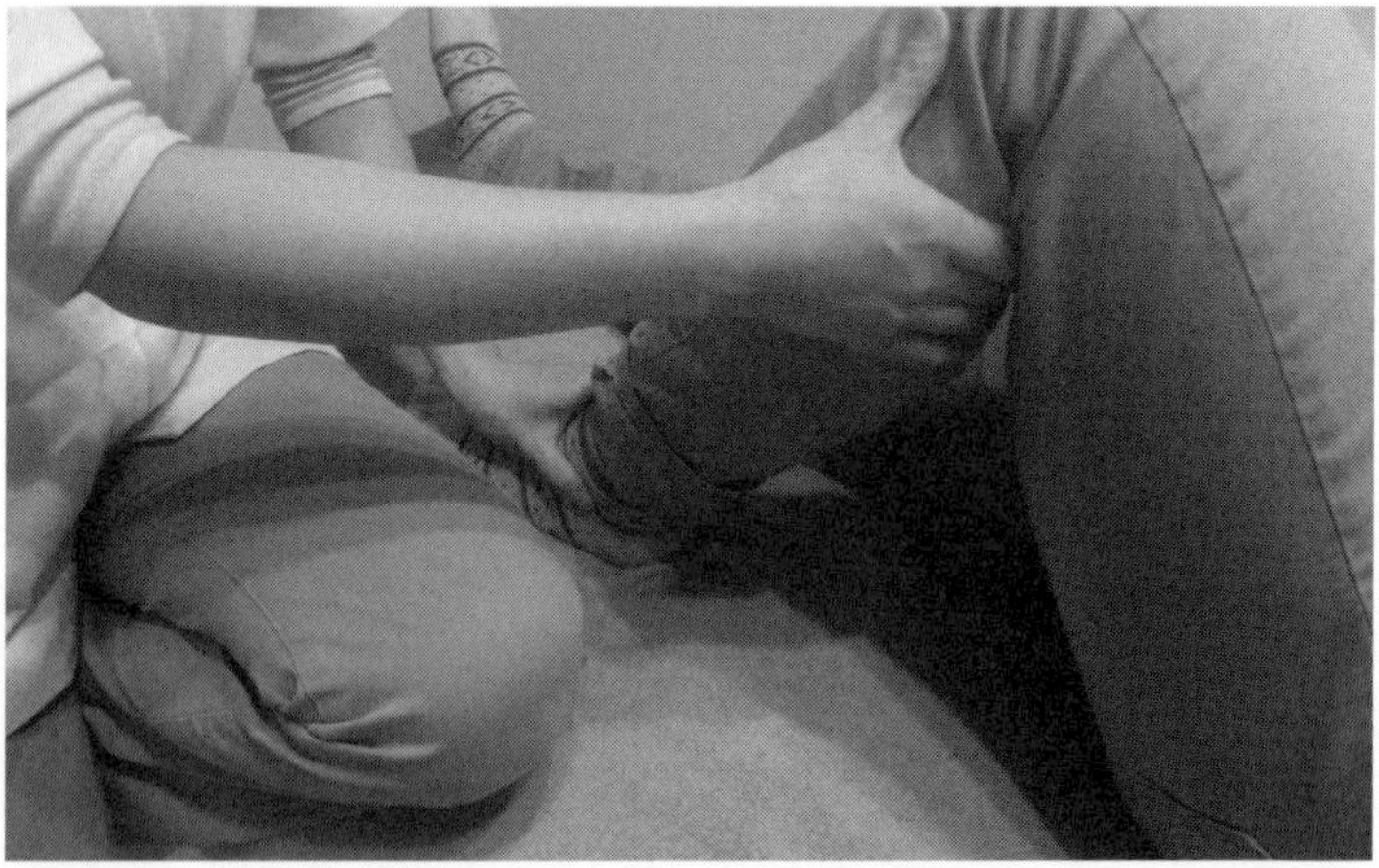

④くるぶしへのアプローチ。

骨粗しょう症はへそまわりから

寝たきりになる大きな要因の一つとして、必ずあがるのが骨粗しょう症です。老化現象などによって骨の新陳代謝のバランスが乱れていき、骨の強度や、新しい骨を作る力が弱まる疾患です。だから、転倒したら骨折しやすくなり、そのまま寝たきりになってしまう危険が増大します。ところが、特に中高年の女性の場合、女性ホルモンの分泌低下によって骨の代謝のバランスが崩れ、骨のもとになるカルシウムを吸収する働きも衰え、65歳以上の女性の半数近くが骨粗しょう症、ともいわれています。

この骨粗しょう症予防についていえば、健康本では、だいたいカルシウムの含まれたものを食べろ、と書かれています。乳製品や骨ごと食べられる小魚、それに豆腐などにも多く含まれていて、積極的にそれらを食べるように、とあります。

その上で、骨を鍛える意味で運動も欠かせない、と説かれています。それらのことにも注意した上で、「腸」整体法による予防もお試しになったらどうでしょう。

前から、丹田を中心としたへそまわりには、体のエネルギーが集まっている、と言いましたね。おそらく、それはお母さんのお腹にいた時、へそから栄養を吸収していたのが始まりなのではないでしょうか。だからエネルギーも集まるが、毒素もたくさんたまっていきます。

その、かたまった毒素によって、お腹が冷えたり、硬くなったりもしてしまう。それにへそまわりには腹大動脈がど真ん中に通っていて、腸が硬くなっていると、その血管を圧迫して、体の各部位に悪影響を与えます。

ですから、まずはへそまわりを小刻みにさすって、たまった毒素を流すのです。そうすれば、カルシウムの吸収もうまくいくようになります。

また、骨粗しょう症になると、背骨と背骨の間が狭くなって、背骨全体の強度が衰えますが、お腹の縦のラインを刺激すると、その真裏の背骨とは神経的につながっていて、背骨の強化を促せます。

背骨が弱くなると、太腿の内側、外側に張りが出ることも多く、そこにアプローチしていけば、これも背骨の強化につながります。

出来るならば、背骨自体には、あまり触らない方がいいでしょう。あくまで骨粗しょう症予防は体質改善が第一で、背骨に対する施術は、さほど効果はあがりません。

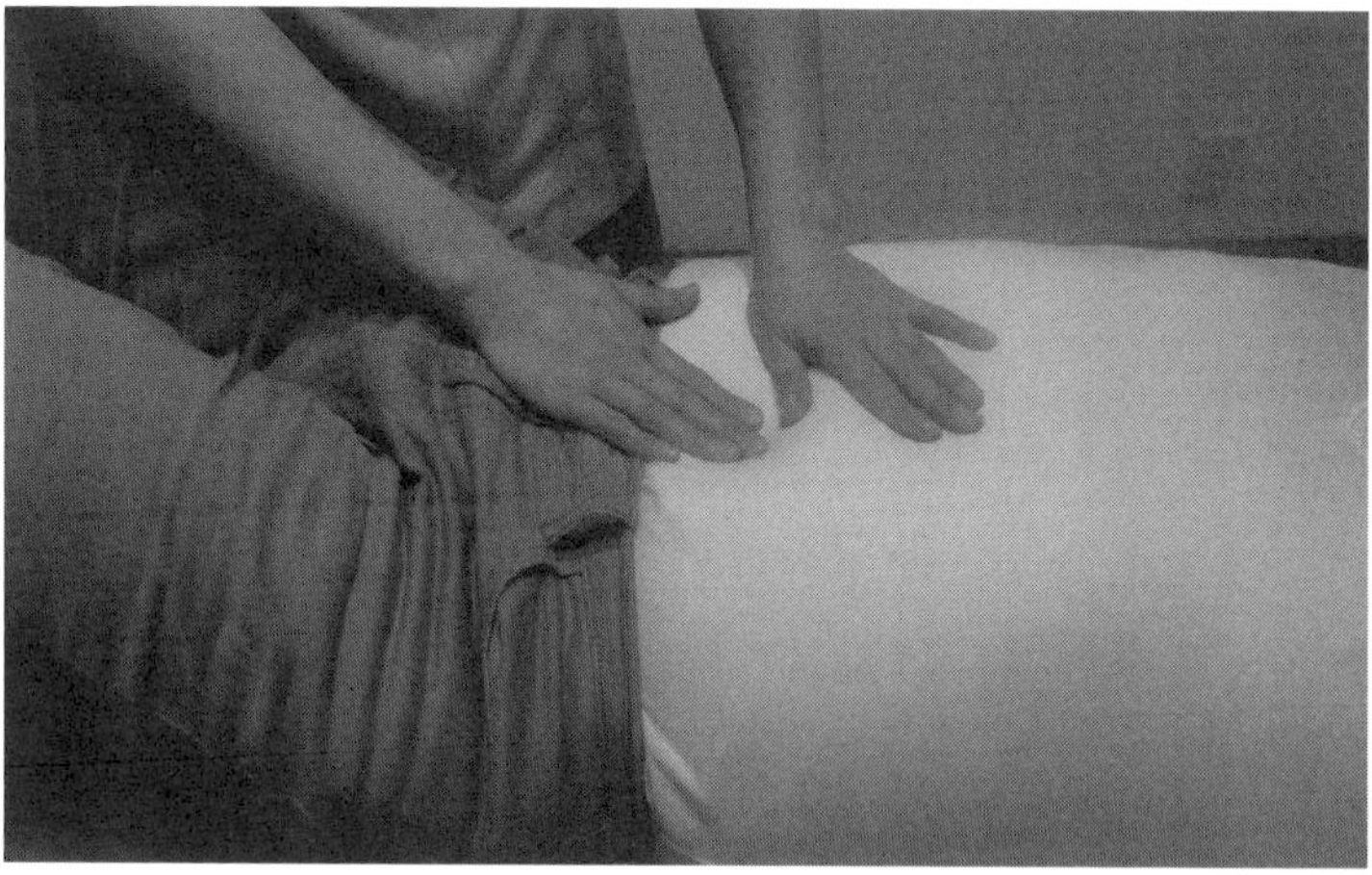

①へそまわりは、小刻みにさすっていきます。

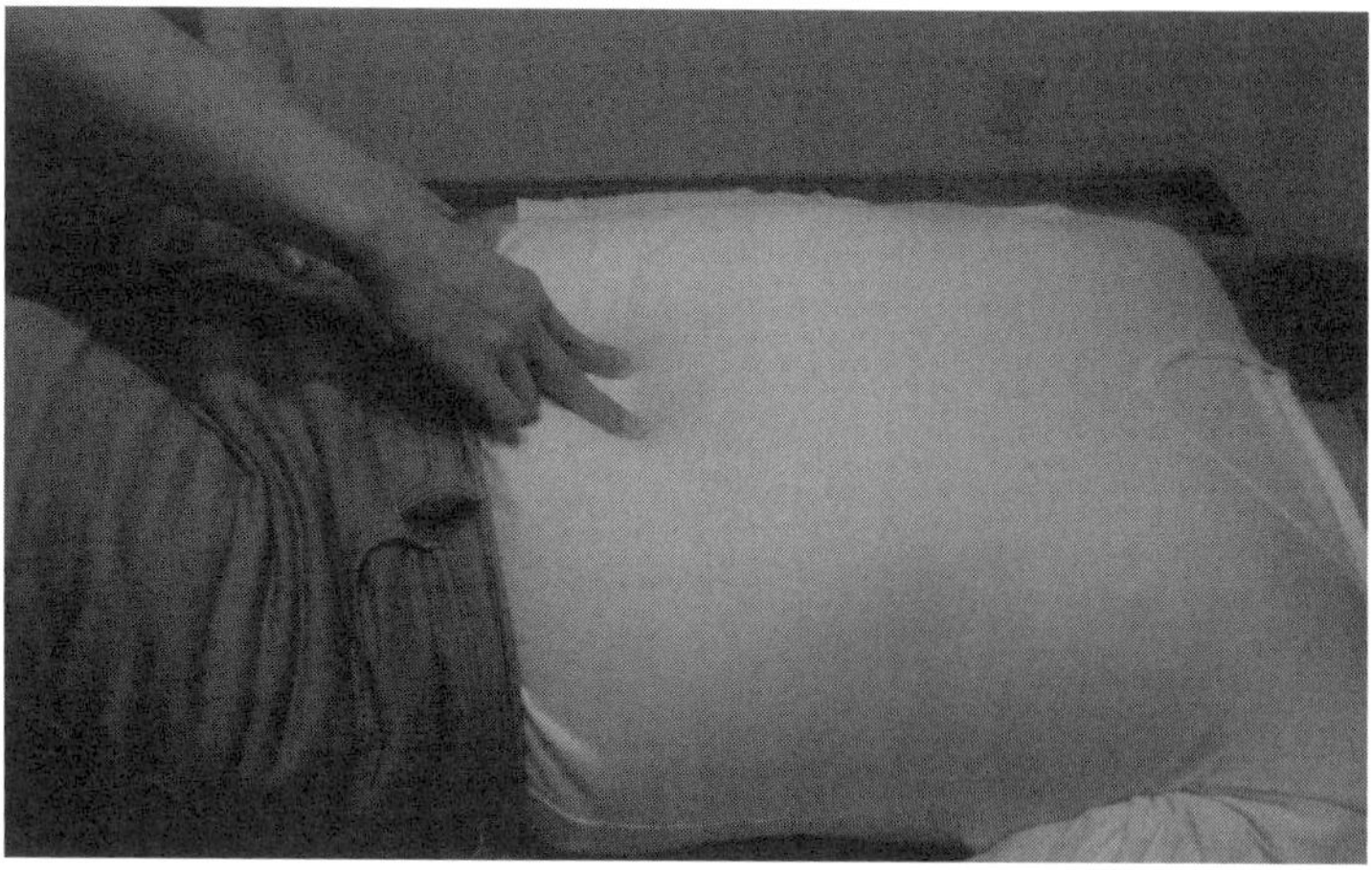

②お腹の中心の、背骨に通じるところへのアプローチ。

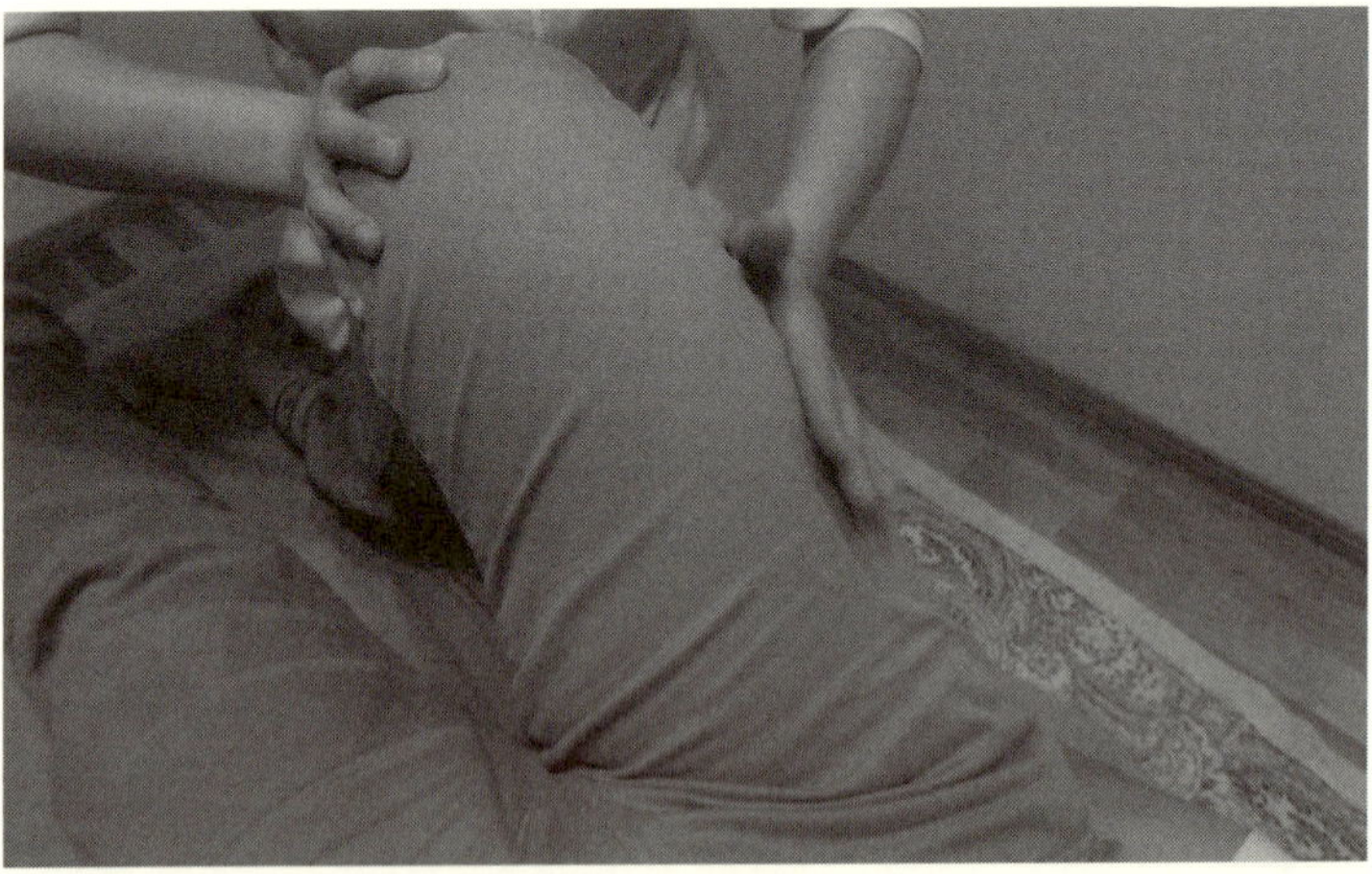

③太腿の外側にもアプローチしましょう。

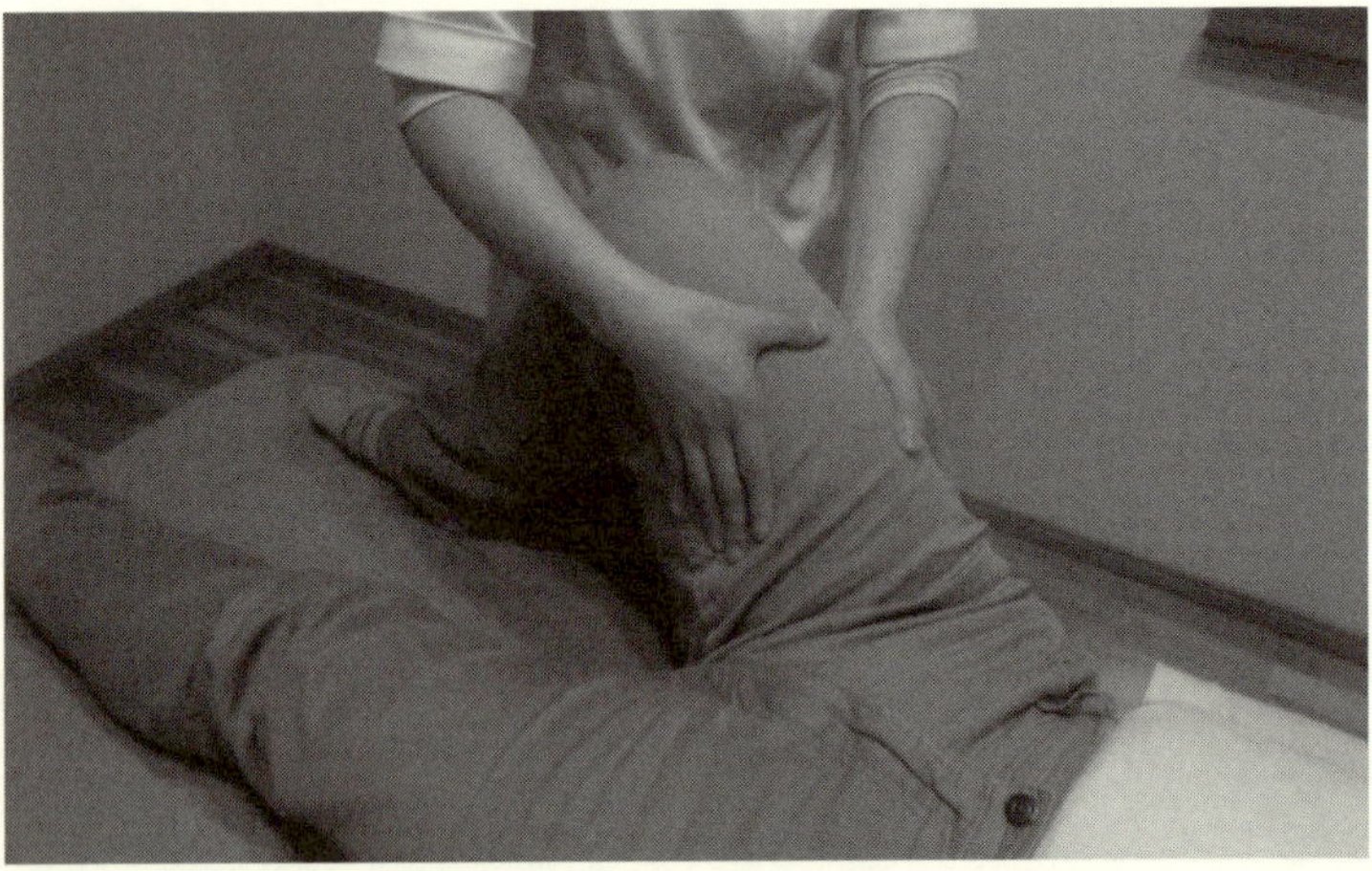

④さらに太腿の内側も、さすります。

第五章　深く学ぼう！　みんなのための「腸」整体法

「腸」整体法をステップアップさせるために

認知症と寝たきりが予防できる「腸」整体法については、前章までで一通りわかっていただけたことと思います。

しかし！　とここであえて申し上げましょう。今までご紹介した施術法はあくまで基礎的なものです。

もちろん、夫婦の間でだけで施術し合うのであれば、基礎だけで十分かもしれません。でも、たとえ夫婦間であっても、やり始めてみると、すぐに楽しさとその奥の深さを知るでしょう。そのうちにだんだん、ご主人や奥さんだけでなく、ご両親や友人、ご近所の方など、いろいろな方々に施術してみたくなるかもしれません。

より深く知りたい、ステップアップしていきたい、と思われる方は、やはり実際にプロの整体師のもとで学んだほうがいいでしょう。

人間の体とは、誠に緻密に、恐るべきバランスでそれぞれの器官が動いています。そのどれ一つが不調になっても、体全体に影響を与えます。

たとえば背骨と内臓の間には内臓筋と呼ばれる筋肉が覆っていますが、その調子が悪くなると、たちまち腸もおかしくなります。さらには横隔膜の働きも鈍っていき、呼吸や、肺の動きまで障害が出たりもします。

また内臓筋の不調の多くは背骨の歪みに起因しているのですが、ではいったい背骨のどの部分が歪んでいるのかで、「腸」整体法の施術ポイントも違ってきます。さらにもしも矯正ポイントが間違っていたら、逆に関係ない箇所を刺激することで、症状が悪化する危険もあります。

ときに、心筋梗塞などの心臓疾患がある方に、肩や背中の痛みが現れるなど、根本原因と痛みの場所が離れていることも珍しくありません。そんな時、痛みが生じている肩や背中ばかりを施術しても、やはり症状が悪化してしまうケースもしばしばあります。

薬草と呼ばれているものでも、どれもこれも飲んだら体にいいものばかりとは限りません。

中には、その患者さんにとってはかえって病気を重くしてしまうようなものだって含まれている。その違いを理解しようとするなら、その道の先輩に教えを請うのが一番早い。

特に、「腸」整体法が重視する内臓筋は、血管や神経などをつうじて全身とつながっているターミナルですから、解剖学や生理学も学び、その働きをしっかり頭に入れるのが大切なのです。

理論を身につけると同時に、少しでも多くの方の体、ことにお腹に触れて、肌で感じるのも、正しく「腸」整体法を習得する方法です。

「いや、私は女房の体の「腸」整体をするだけでいい」

そうお考えの方には、ムリしては勧めません。

ただ、よりステップアップした、高度な「腸」整体法を学べば、あなたの未来に、大きな可能性が広がりますよ、とだけは言っておきましょう。

ボランティアとしてその技術を生かす道もあれば、プロの「腸」整体師として独立する道もある。

若くして脱サラしての開業もあれば、会社を定年になって、年金も受け取りつつ、のんびりと開業することも出来る。

夫婦で学ぶメリットとは

出来るならば、本格的に「腸」整体法を学ぶならば、それも夫婦で一緒に学んで欲しい、と私は思っています。

なぜなら、それが、夫婦の絆を深める最もよい方法だといえるからです。人間の最大の幸せは、お金持ちになることや、高い社会的地位を得ることよりも、人生の最良のパートナーと出会い、仲良く老いていくことだ、と言う人もいます。

そのために、ぜひ二人揃って、同じ勉強をやってほしい。

二人一緒に学び、実際に家に帰って、習ったことを互いの施術によって確認しあう、考えてみれば、これほどストレートな「愛の証」はないではありませんか。

そこで肉体的な結びつき以上に大切なのは、精神的な結びつきです。「学んでいる者同士」として話題を共有できるのも素晴らしい。

「きょうは、先生がお腹のここをさすれば頭痛がよくなるといっていたけど、実際やってみようか」

「あれ、そこは心臓にいいポイントじゃなかった？」

などと、その日、受けた教えを話題にして次々と会話がはずみます。共通の話題がひとつでも多いほど、二人を繋ぐ信頼が強くなるのは、人間関係の鉄則なのです。

より深く「腸」整体法を学んで人間の体の構造を知れば、お互いが、健康を維持するための「最高のアドバイザー」にもなれます。

「右のわき腹に張りがあるから、ストレスがたまってるんじゃないの？」

とさりげなく指摘もできるのです。

誰でも、自分の未来はわかりません。ずっと健康でいられる保障なんてありませんし、いつかは、誰かに介護してもらわなくてはいけなくなるかもしれません。ただ、その時、すぐ身近に、「最高のアドハイザー」がいてくれれば、こんなに心強い話はないじゃありませんか。

では、具体的にどんなところで学ぶのがいいか？

「整体」の勉強をしたいのなら、専門知識と施術を学ぶためのスクールに通う必要があります。それぞれに独自の特徴があり、教育方針も千差万別です。

数多くのスクールを、患者として施術を受けてみたり、体験入学してみたり、自分自身にとってどこが一番合っているかを見極めることが大切です。整体以外にも、カイロプラクティックをはじめ、さまざまなスクールがあります。

「せっかく、中山の本を読んだのだから、絶対にウチに来なさい」と私はいう気はありません。それは本人の自由。「正しいのはこの道しかない」と押しつけないのが私の主義です。

体も、自分の持っている自然治癒力で治すのと同様、決断も、自分自身がする。それでいい。一度の人生です、やりたいようにやればいいのです。

「腸を整えれば腰痛まで良くなるなんて、ちょっと信用できないな」とお考えなら、信用できそうなスクールを探せばいい。

ただ、私の唱える「腸」整体法に共感いただけるなら、ぜひ、私のもとで学んで欲しい。

日本整体学院は「フレックスタイム」で学べる

私が院長をやっているのは、「日本整体学院」というところです。

では、その日本整体学院とはどんなところで、どんな指導が行われているのでしょうか？

学院のある場所は神奈川県大和市。神奈川県のほぼ中央に位置しており、新宿から、小田急の快速急行に乗ると40分あまりのところです。駅前から、住宅地に向かう遊歩道を5分ほど歩くと突き当たったところに、四階建てのビルが見えてきます。

そこが、日本整体学院です。学校であると同時に私が経営している中山整体療院でもあり、二階には患者さんたちのための待合室も備えています。

ここで学院生の皆さんに学んでいただきます。

入学資格は、だいたい高等学校卒業程度の学力をもつ方なら、性別、年齢は問いません。

ただし、授業のシステムは、通常のスクールとはまったく違います。

一言でいうと、「フレックスタイム」。

まず入学に関しても、毎年4月に新規生徒を集める、というような形はとっていません。いつでも入りたい時に入っていい。

ウチの学院では、新卒でやってくる方もいますが、脱サラされた方、定年退職を控

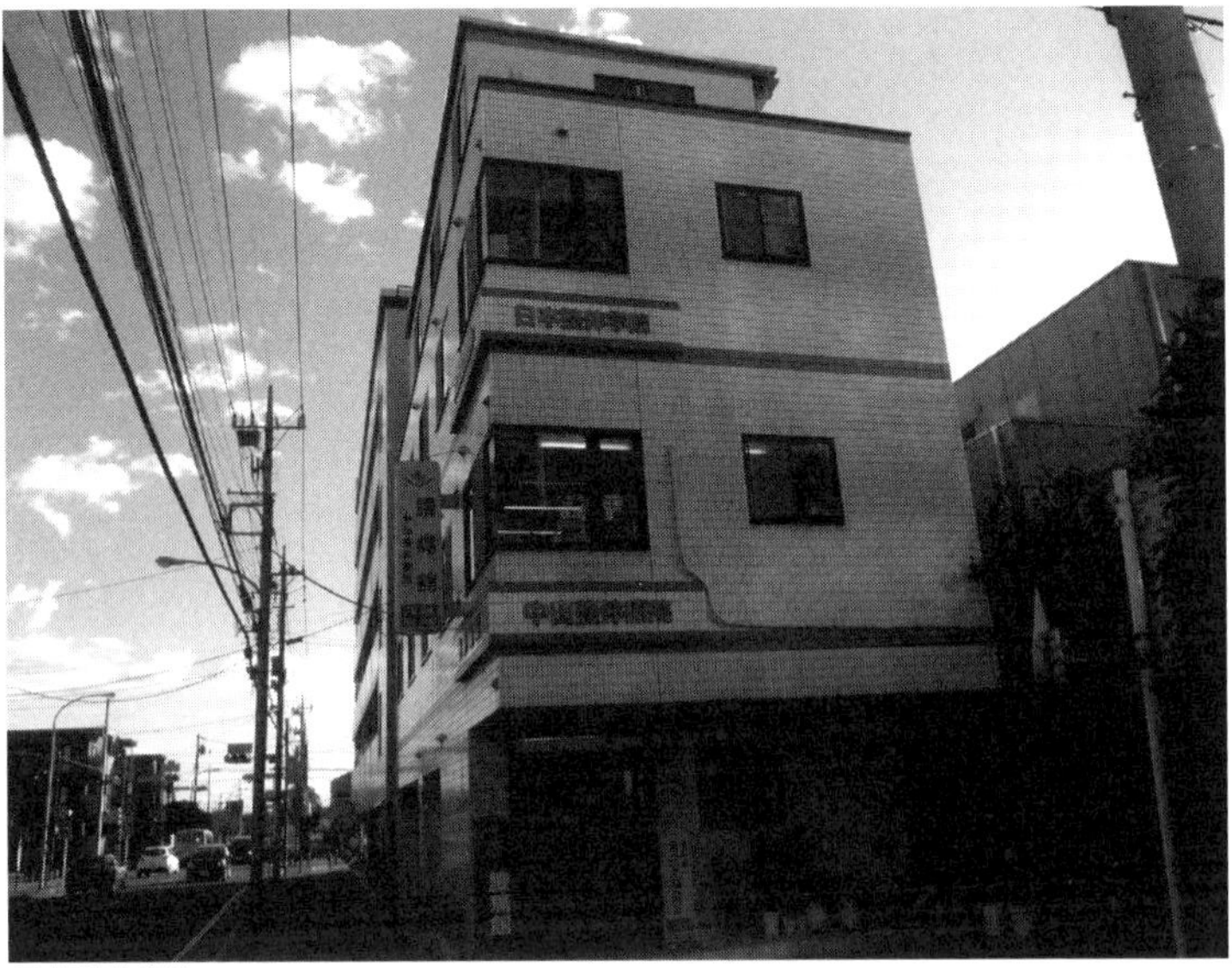

日本整体学院。

えた方、整体に興味をもたれた主婦の方など、いろいろな方がやってきます。しかも、皆さん、固い決意を持って、今すぐ勉強を始めたい方が多い。

そのニーズに答えるため、あえて入学時期を決めずに、一念発起で決心したらすぐ始められるようにしているのです。

時間割についても、ご自身の都合に合わせて、来れる時に来るシステムにしています。

一応、クラスとしては平日と土日、それぞれ昼間部、夜間部、と分けていますが、このうちのどれかに所属する、というのではなく、その中で、ちゃんと学院に来れる時に来ればいいのです。

たとえば、すでに会社を辞めて、時間がたっぷりあるなら、平日の昼間部に週5回通ってみっちり鍛えればいいし、まだ会社にいて、将来の開業を目指すなら、土曜と日曜のクラスだけ来てもいい。

平日の夜間部と日曜の昼間部、とクラスを組み合わせるのも可能です。

週5日の方が1～2年で終わるところを、土日だけなら5年かかる、というのはあります。上達は、使った時間とほぼ比例しますから。ただ、「今の仕事が忙しいなら、学校に来るのは無理」と門前払いすることはありません。

ですから、夫婦で通われる場合も、わざわざいつも夫婦が一緒に来る必要はないのです。それぞれが自分のペースで技術を習得していけばいい。

とにかく私は、整体をやってみたい、と考えている方に、出来るだけ私自身の「腸」整体法を知っていただきたい。

実践重視の授業

正しい施術を行うためには、人体の構造、仕組みを学ぶのは大切です。

たとえ「腸」整体法と名乗っていても、腸のことだけ知っていればいいわけではありません。

まず学ぶのは解剖学。人の体にある骨の名称や、構造、位置を学ぶ骨学と、筋を学ぶ筋学、諸臓器一般、神経系統を学びます。

どこにどんな骨や筋肉、内臓があるかを知るのは、まさに施術に不可欠な知識なので、しっかり習得していかなくてはなりません。

病気の原因が複雑化している中、生徒さんたちの中にも講座だけでなく、自主的に参考書を買いこんで勉強している方もいます。

東洋医学の「ツボ」などについても、必要に応じて勉強してもらいます。

生理学で学ぶのは、細胞の機能、血液の流れ、体液や呼吸の調節などです。血圧や脈拍のはかり方、といった基礎的な知識も欠かせません。

さらに、腸を中心とした消化、吸収、腸のもつ免疫機能をはじめとした人体の「根っこ」となる働きや、自律神経のバランスが人体にとってどれほど大事かも学んでいただきます。内分泌やホルモンの作用などについても学習します。

さらに病理学、たとえば炎症、感染症、腫瘍などについて学ぶほか、各器官、臓器の機能障害など、病気の生態についても学びます。

整体の勉強を始める方は、医学的な基礎知識はないケースがほとんどであり、「学科は苦手」と考えている方も少なくありません。骨や筋肉の名称や位置だけでなく、その働きや病気の種類など、わからずに実践に臨むことはできません。

必要最低限でいいのです。基礎医学の知識は入学してすぐに習得してもらいます。

ただ、日本整体学院では、それを教室での講座として学ぶ形はあまりやりません。

教科書の中に印刷された理論にいくら詳しくなっても、いざ施術になるとさほど役に立ちません。人体の構造は、立体的に、複雑に絡み合い、すべての器官、臓器が驚くべき仕組みのもとに動いているものです。

生きているものは、生きている状態で触れ、その働きを感じなくてはいけないのです。

だからこそ、学科を学びつつも、生徒の皆さんには、ただちに実践もしてもらいます。たくさんの生身の体にその手で触れ、覚え込んでもらうのです。

あ、ここに上行結腸があるのか、この下行結腸のところにちょっと張りがあるな、と経験を積み重ねて行く。それが大切なのです。

学科によって学んだ人間の体の様々な働きが、実際の施術によって覚えた手の技で、一人一人の人間の体の中で活性化していく、それを身をもって感じられることこそが整体師としての最大の喜びなのです。

学んだ医学理論も、実践による学習によって、はじめて意味のあるものになるのです。

生徒たちは、頭で学んだ理論と、実際の施術との間で、いろいろと悩んだり、迷ったりするはずです。

たとえば自分は、こうすれば目の前の患者の腰痛がおさまると思ってやったのに、あまり効果がなかった、とか。

反復しかないのです。学んだ知識を確かめつつ、患者さんの体を実際に触り、手さぐりで、より正しい方法を見つけて行く。

しかも、人間の体は千差万別。同じというのはあり得ません。一人一人がみんな違うのです。骨や臓器、筋肉の位置だけでも違います。Aさんにとっては正しいやり方が、Bさんにも通用するとは限りません。

そういう、人体の無限の可能性を、そして腸の奥深さを知れば、汲めども尽きない「腸」整体法の面白さに、誰もが次第にのめり込んでいきます。

カリキュラムも、まずは実践中心

カリキュラムについても、簡単にご紹介しておきましょう。

新入生は、まず一ヵ月間、理論の学習とともに、同じ新入生仲間、先輩、講師らを相手に腹部を緩める練習をします。

とにかく腹部。「腸」整体法にとって、お腹をほぐし、整えるのがすべての基本になります。ただひたすら腹部の練習をすることで、人体の中で、お腹の果たす大きな役割を知ってもらう狙いもあります。

で、一ヵ月を過ぎたあたりで、院長である私が、新入生それぞれについて、どの程度レベルアップしたかをチェックします。それで、「これなら、大丈夫」と私が判断した生徒は、実際に、やってくる患者さんの施術をしてもらうことになります。当然、最初は腹部だけ。他は、私や、ベテランの先輩たちが行います。

これをまた何ヵ月か続けます。いや、人によっては、1ヵ月ですむかもしれないし、3～4ヵ月かかるかもしれません。

その間もまた、なぜまずお腹を緩めるのか、お腹を緩めると人体にいったいどんな影響が出るのか、なぜあえて腰や背骨ではなく、まずお腹なのか、そういう「腸」整体法の基本理念を、頭と体で、同時に理解していくのです。そこをわかってもらうまでは、その先には進ませません。

何より「腸」整体法の意味を感じとってほしい。なぜ他の整体と違って、私が「腸」

を中心としたお腹にこだわるのかをわかってほしい。ですから、「もう半年も通っているのだから、次のステップに行かせてもいいだろ」と安易に前に進めたりはしません。「腸」整体法の土台が出来るまでは、たとえ1年でも2年でも、患者さんへの施術は腸だけです。

この段階をクリアしたかどうか、は私が実際にチェックします。

ＯＫとなったら、次は腰、足、背中、肩、肩関節、首といった形で、操作が進んでいきます。そのつど、私がテストし、次の段階へと上がっていきます。

やがては関節、背骨の調整と、全身が一通り終了するのです。もちろん、その間も理論よりも、実際に患者さんを施術する形で学んでいきます。

患者さんの体は誰ひとりとして同じではないだけでなく、同じ患者さんでも、一週間で、いやもっといえば朝と晩でも体の状態が変化していることもあります。それに柔軟に対応できるようにするためには、頭の中の理論だけでは無理です。一人でも多くの患者さんを施術し、数多くの具体例を身につけるしかありません。

入ったばかりのころは無我夢中です。かえって、もうほぼ「腸」整体法を習得して卒業も間近、というころに「迷い」がやってきます。

施術の方法は一通りはわかったが、本当に自分の技術は世の中で通用するのだろうか？

迷った時は、原点に戻れ、と私はアドバイスします。最初に帰って、改めてじっくりとお腹の施術をしてもらうのです。

私のチェックはすべて抜き打ち

私のチェックを経て、ＯＫが出たら次の段階に進む、と言いましたが、そのチェックは常に抜き打ちです。

講師をやっている先輩たちから、「彼はこのくらいまで進んでいるので、もうそろそろテストしたら」などとの報告は来ます。

ただ、だからいって、全面的に報告にそってチェックを行うわけではありません。

私自身が、生徒それぞれを観察し、技術が安定してきたか、施術を自信をもって行っているかを判断していくのです。

だいたい、私は、あらかじめ日程を決めて、予定通りすべてが進行していく、といった通常の学校の在り方に疑問を持っています。

現実では、いつ、どんな患者さんが来るかもわからないし、困ったトラブルに見舞われるかもわかりません。

どんな事態になっても、慌てず、それに立ち向かうための心構えを常にもっていなくてはいけない。だからこそ、私のチェックも、抜き打ちで、いきなり指名するのです。生徒たちには、いつ自分が指名されるかわからない緊張感を持って、いつも施術に向かいます。

チェックは、私自身が生徒の施術を受ける形で行います。まだ不十分と感じたら、何度でもやり直してもらう。その手技を体で感じれば、どこまでレベルが上がったかは一発でわかります。問題点もわかります。力の入れ具合や、ツボをしっかり押さえているか、自信をもって施術を行っているか、ほんのちょっと受けるだけですぐにわかります。体に手が触れただけでも、ほぼわかります。

ＯＫを出せなかった時には、なぜダメだったのかを、相手にしっかり説明もします。なかなかＯＫが出せずに、何度もダメ出しをしなくてはならないケースもあります。本人も悩むでしょうが、こちらも悩む。なぜわかってくれないのか、と。

ただ、そういう生徒に限って、一度壁を破ると、一気に伸びて行くことが多いですね。

もっとも、この日本整体学院は、生徒が整体を学ぶところであると同時に、「中山整体療院」という、私自身が中心となって患者さんを施術する場所でもあります。

つまり患者さんは、皆さん、私の施術を受けるためにやってきます。

ですから、施術の仕上げは私自身が行うのですが、その途中の施術について、経験を積む意味も含めて、生徒たちに手伝ってもらいます。私自身が「この生徒なら大丈夫」と自信をもてなければ、とても患者さんを相手に施術してもらうわけにはいかないのです。

だからこそ、そう簡単にＯＫは出せません。

才能より地道な努力

前にも言った通り、日本整体学院はフレックス制をとっています。フルタイムで学んでも、会社に勤めながら週一回だけ来るのも、すべて認めています。

そうした生徒たちを評価する方法として、私自身が生徒の施術を受ける院長チェックという方法をとっているわけです。

となると、やはり中山整体療院で、午前中から夜まで、目いっぱい練習している生徒と、週一回の人とでは、当然のことながら進み具合に差が出ます。

当たり前の話ですね。何しろ、一方は、数多くの患者さんを相手にして、いくつもの症例を経験するのに対して、一方はなかなか進んでいけないのですから。

ときには、後から来た生徒たちにどんどん追い抜かれて気の毒に思う人間も出てきます。

しかし、日本整体学院の卒業生のレベルを下げることは、「腸」整体法のレベルが疑われます。ですからせっかく入ったからには、こうしたハードルはクリアしてもらわなくてはなりません。そのためにお腹、腰、足といったかたちで、ひとつの操作ごとに私のチェックをパスして次のステップに向かうやり方は欠かせないのです。

まったく、その進歩の度合は、手のひらの動きにはっきり表れます。

パソコン操作やピアノの練習でも、最初は、いちいちその手順を頭を通して学ばなければなりません。しかし、慣れていけば、頭を通さなくても、ごく自然に手が動いていきます。

「腸」整体法も同じことです。手が頭の働きに頼って動いている間は、頭が手のジャマをして、自在に動けない。まさに、手のひらが、頭の指示を待たなくても、筋肉や神経の流れをたどって、患者さんの体の悩みをすぐに感じとれるようにならなくてはいけないのです。

早いか遅いかは問題ではありません。

問題は、最後までやり抜こうとする姿勢なのです。

プロスポーツのように、いくら努力しても、才能がないと生き残っていけない、という世界ではありません。真剣に整体と向き合い、少しずつでも経験を積み重ねて行けば、他の人の2倍、3倍と時間はかかるかもしれませんが、やがては道は開かれていきます。

コツコツと地道にやり続けていくことです。

増える需要と供給

最後に、「腸」整体法だけでなく、整体全体が、今後、社会でどのような役割を果たしていくかについても、少し触れていきたいと思います。

整体、ないしカイロ、アロマやリフレクソロジーなどといった店舗は、近年、明らかに増えていますね。

マッサージにしても、かつてマッサージにかかる方といえば、腰痛や肩こりなどに悩まされている中高年層が中心でしたが、最近は、パソコンの操作などによって目や肩、腰が疲れている若いOLの方であるとか、疲労回復のために週一回は整体院に通っている若手サラリーマンであるとか、年齢に関係なく、ユーザーが広がっています。

とにかく交感神経ばかりが刺激されるような生活を送っている現代人。ラッシュに追われ、受験競争や出世競争に追われ、日々の仕事や家族、ご近所のトラブルなどにも追われ、ストレスがどんどんたまっていく現代社会で、ごく身近に「癒し」を得られるリラクゼーションの場所として拡大していきました。

同時に、腰痛、肩こりをはじめとした症状に対して、医学の分野で、より効果的な治療があまり行われていないのも、一つの要因といえます。西洋医学中心の今の病院では、ガンのような命に関わる病気には真剣に対応しても、腰痛、肩こりなどの治療にはさほど力を入れない傾向があります。ですから患者さんも、腰痛となれば整形外科よりも整体院を選ぶ比率が高いようです。

つまり需要は増えています。

が、同時に供給もとても増えています。整体院整体に通ってくる患者さんの増え方と整体院の増加も比例し、それとともに、ハヤっているところとそうでないところの「格差」も拡大しています。

ただ、少なくとも、私の教え子たちを見回しても、きちんとした技術を持ち、患者さんにしっかり体の状態をたずねつつ施術ができるコミュニケーション能力を持った人間で、開業に失敗した例はほとんどありません。

「街の医療ソーシャルワーカー」に

そして今後、さらに需要が伸びるだろう、と予測しているのは、お年寄りの市場です。

今、老人医療の問題はどの地域にとっても緊急の重大時になっていますね。

超高速で進む高齢化の中で、国や市町村の医療費負担も増える一方。本音では、出来るだけお年寄りには病院にかからないでほしい、と考えているわけです。お年寄りの方でも「無縁社会」といわれて、体の具合が悪くても、一人きりで、誰にも頼らずに暮らしている方がどんどん増えています。子供や、近所の人とも交流がなくなっていたりもします。

つまり、医療の手が伸びていかないお年寄りが社会に溢れているのですね。

そうした皆さんが、健康で暮らしていくためには、整体師はそれなりの役割を果たせるのではないでしょうか。

病気になってはじめて顔を合わせ、それも5分くらい問診したくらいで終わってしまう医師よりも、施術となれば1時間たっぷりとコミュニケーションをとり、その方の心身の状態を知り尽くしているとしたら。

ホームドクター、といってしまえば大げさすぎるかもしれません。

でも、それに近い存在にはなりえるかもしれません。私もわかるのです。患者さんの体に痛みがあるとすれば、まず患者さんは、誰かにその痛みを伝えたい。そして、共感してほしい。

それをわかってもらえれば、ある程度、痛みは薄らぎます。その上で、適切な処置をしてより痛みが薄れたら、それは患者さんにとっては喜びなのです。

そこまできめ細かなことは、医師では難しい。整体師こそ適役といえましょう。いわば街のソーシャルワーカーとして、整体師が活躍する時代がいつか来るはずだ、と私は想像しているのです。

夫婦で「腸」整体法を学び、それをこうしたお年寄りたちのために利用できたら、こんなに素晴らしいことはないではありませんか。

だいたい整体をじっくり勉強してみようと考える人には、かつて自分や自分の家族が病気やケガにあって苦しみ、それを整体のおかげで改善できたケースがとても多いのです。その時の感謝の気持ちが引き金になって、苦しんでいる人にも、自分がそうであったように助けになってあげたいと考えるのですね。

日本全体が、かつての「モノづくりのために働く」のが中心の社会から、介護などの社会福祉中心の「人のために働く」社会にシフトチェンジしつつあるのも、整体の存在価値を高めている要因です。

整体師も、そんな時代だからこそ、社会における役割がどんどん重くなっているのです。

長野で整体院『しぜんのおと』を経営する迫野茂樹（45）・美保（32）さんご夫妻

迫野さんご夫妻は、なんと出会いのキッカケが整体。日本整体学院を卒業して、長野で整体院『しぜんのおと』を開業していた美保さんのもとに、茂樹さんが患者さんとして通っていたのです。

20年近く腰痛で悩んでいた茂樹さんが美保さんの整体を受けはじめたのが２０１０年。その翌年にはゴールインしたのですが、茂樹さん、美保さんとともに、自分の腰をすっかり回復させてくれた「腸」整体法にも魅せられてしまったのでした。

「どうせなら、自分とおなじように、体の痛みで困っている人たちを元気にするお手伝いをしたい」

そう考えて、今まで勤めていた会社を辞め、日本整体学院に通って「プロの整体師」の道を歩む決意をしたのでした。

「妻の単なるサポートだけでなく、パートナーとして協力し合えればいいかな、と思ったのもあります」

『しぜんのおと』の所在地は長野駅から車で5分ほど。２０１５年2月には、もともとあった場所のすぐそばに移転し、新装オープンしたばかりです。もちろん、現在もそこで二人揃って施術を続けています。

夫婦で整体院を経営するメリットについて、茂樹さんにうかがってみると、

「技術を磨き合えるのは大きいですね」

学院に通う間は、同じ整体師を目指す同士が施術し合い、互いに批評しあったりも出来ますが、いざ独立して開業したら、普通はなかなかそういう機会はありません。しかし、夫婦がともに整体法を学びあった仲なら、毎日、それが可能になるのです。

患者さんに対する施術によって得た新しい知識、たとえばお腹のどの部分に触れたら、こんなことがわかった、というような発見も、互いに共有もできます。

最も身近な仲間であるとともに「ライバル」としても、競い合えます。

そして何より、施術についての迷いや悩みが生じた時、最大の相談相手になってもらえます。

「ボクとしては、今、施術の時間が短縮できないかを考えているのですが、それも妻

と相談しながら、よりよい方法を模索しているところです」

　美保さんもうなずきつつ、

「整体は、長く施術すればいい、というものではないのですね。長過ぎたら、患者さんの体に与える負荷も高くなるので、時間を短めにして、短時間で効果を上げる施術法を突き詰めていくことが大切なのです」

　技術の向上だけでなく、夫婦としてのコミュニケーションがより深まるわけです。と同時に、ごく単純なところで、夫婦経営のメリットもあるとか。

「ご夫婦でいらっしゃる患者さんも、少なくないんです。そういう時、ご主人は僕、奥さんは妻、と二人同時に受けていただけますよね。この、待ち時間がないのが、意外に好評なのです」

　と茂樹さん。

「そんなご夫婦にも、「腸」整体法を知っていただいて、ぜひご自分たちでも施術し合えるようになればいいですよね」

　と美保さんも言う。

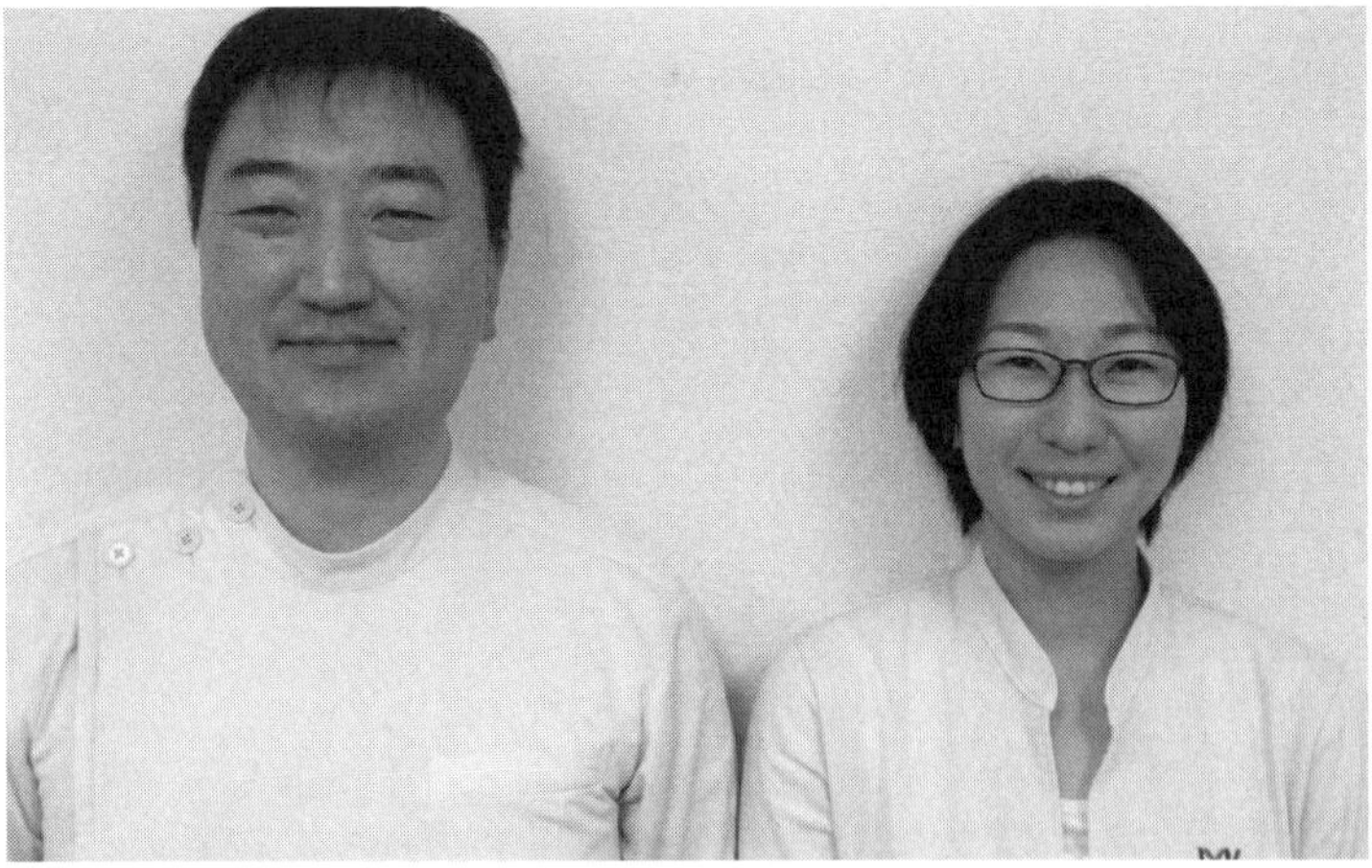

迫野さんご夫婦。

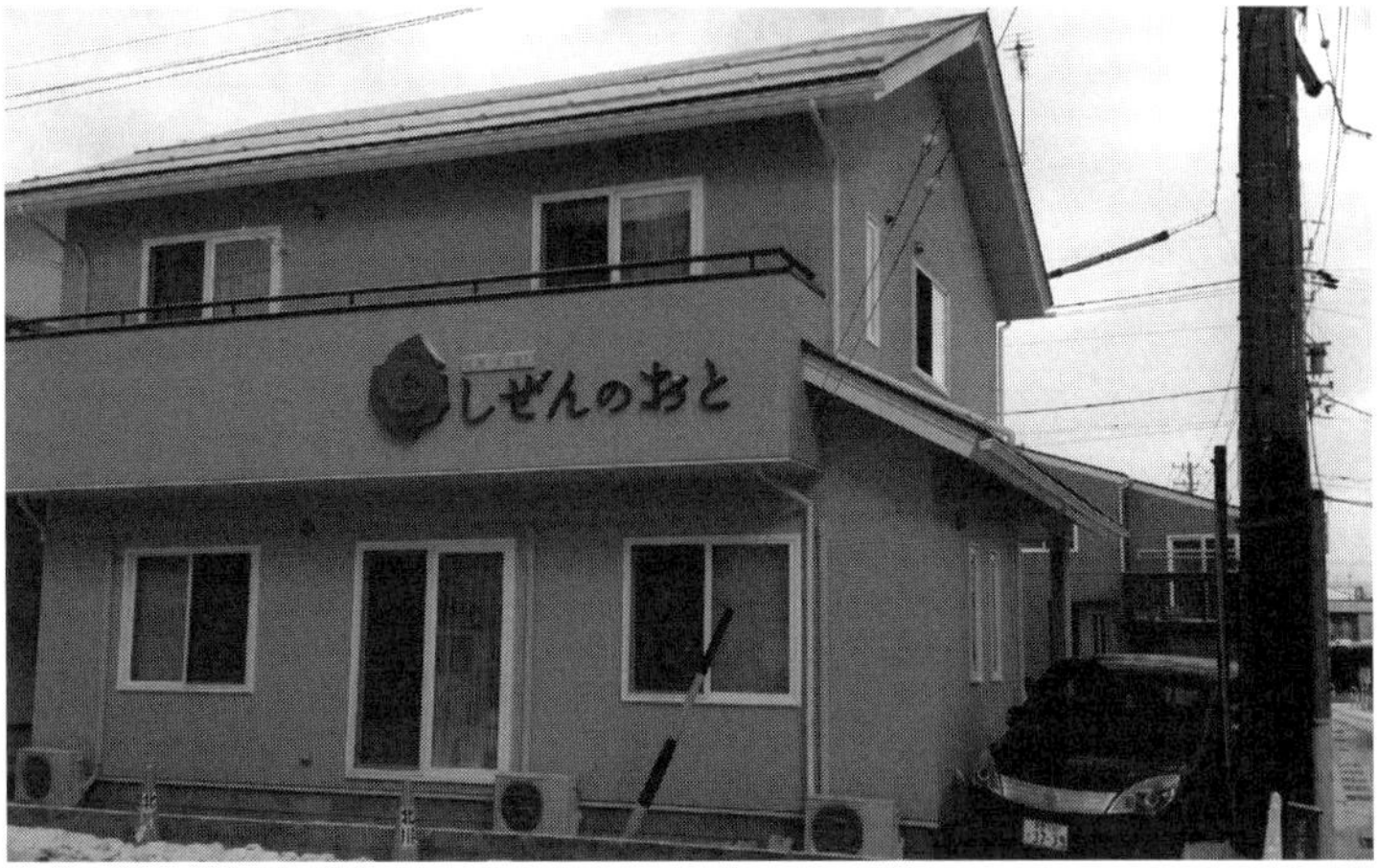

新装オープンされた『しぜんのおと』TEL026-225-6588

実は、迫野ご夫妻、先日、ある地元放送局のイベントに呼ばれ、「夫婦」ではなく、「親子」で学ぶ整体法の講師を勤めたそうです。茂樹さん、

「5～6歳くらいのお子さんと親御さんたちに来ていただきました。お子さんの方に簡単な施術法を指導した上で、親御さんにやってもらったのです。親御さんも、とても嬉しそうでしたし、お子さんの方も、親御さんから『またやってね』といわれて、『うん。やる』と楽しそうでした。親子で、とてもいいコミュニケーションが出来上がっていましたね」

あまり力を必要としない「腸」整体法だからこそ、幼いお子さんでも施術できるのですね。「腸」整体法が、こうやって広がっていくのも、私としてはとても嬉しいです。

日本整体学院データ

日本整体学院

〒242－0021　神奈川県大和市中央3－2－28

（小田急線・相鉄線「大和駅」より徒歩5分）

TEL046－264－2222

http://www.nihon-seitai.com/

入学資格　高等学校卒業程度の学力を有する方なら、性別、年齢は問いません。

クラス　平日昼間部　昼間部は9：30～12：00

平日夜間部　13：00～16：00の二部制

土曜昼間部

土曜夜間部　夜間部は18：00～21：00

日曜昼間部

都合に合わせて、自由にクラスを組み合わせることが可能

（たとえば「平日夜間部」＋「土曜昼間部」
「平日昼間部・午前」＋「日曜昼間部」などのように）

修業期間　最低1年間
（卒業できる段階に達したかは学院側が判定する）

入学時期　自由。毎月受付けている。（夫婦揃っての入学については優遇制度あり）

夫婦で学べる！
認知症、寝たきりを防ぐ
奇跡の「腸」整体法

2015年3月10日初版発行

著　者・中山建三

発　行・㈱山中企画
〒114-0024 東京都北区西ケ原3－41－11
TEL03-6903-6381　FAX03-6903-6382

発売元・㈱星雲社
〒112-0012 東京都文京区大塚3-21-10
TEL03-3947-1021　FAX03-3947-1617

印刷所・モリモト印刷

定価はカバーに表示してあります。

ISBN978-4-434-20378-7　C0077